舒明跃 主编

孤独症诊疗康复与教育

中国残疾人康复协会
深圳市残疾人联合会 组织编写
深圳市卫生和人口计划生育委员会

华夏出版社

《孤独症诊疗康复与教育》编委会名单

主　任：祖玉琴　江捍平
副主任：李先锋　张　丹
主　审：杨晓玲　赵悌尊
副主审：黎颖强　刘铁榜
主　编：舒明跃
副主编：王晋涛　卢建平
编　者（按姓氏笔画排序）：

万国斌　王晋涛　邓永兴　韦　臻　卢建平　刘慕兰
李　红　李思特　杨志伟　张　翔　范伟娣　舒明跃

编　委（按姓氏笔画排序）：

万国斌　王晋涛　邓永兴　韦　臻　卢建平　冯彦侠
刘铁榜　刘慕兰　江捍平　李　红　李思特　李先锋
杨志伟　杨晓玲　张　丹　张　翔　范伟娣　祖玉琴
赵悌尊　高建伟　黄纯斌　温　洪　舒明跃　黎颖强

顾 序

在13亿中国人中,有一个群体越来越惹人注目,他们是一群被称为"孤独症"的患者及其家属,以及致力于让他们走出"孤独"的医生、教师和社会工作者。

孤独症是自然和生命给予人类的许多考验中比较严峻的一种:自上个世纪40年代初期开始,在长达六七十年的历史进程中,全世界医学科学投入了大量人力、物力、财力,却至今没有找到一种令人信服的病因证据,因此,临床医学在治疗上便一直显得乏善可陈;婴儿期大脑神经发育性障碍,导致孤独症人终身面临融入社会的困难,进而不可避免地导致父母家庭陷入情感的、经济的、精力的和精神的长期危机和折磨之中;而孤独症患者及其波及的人群数量直线上升的现实,也不能不使世界各国政府的相关服务受到了一些前所未有的挑战。

为了把人类特别是儿童从苦难中拯救出来,世界各国进行了锲而不舍的探索和努力,除了病因病理的研究不断有新的成果问世之外,更重要的是早期筛查和诊断得到了越来越广泛的重视，适用于3岁以前甚至周岁以前的儿童孤独症筛查量表在发达国家已经使用，这使得抢救性康复赢得了宝贵的时间。与此同时，针对不同年龄段的儿童进行的早期干预性教育训练的多种方法被广泛地引入中国，在各级政府的关注和支持下，各种类型的康复训练机构迅猛发展，推动着整个社会服务事业的不断完善和进步。

在种种探索和努力之中，孤独症儿童的家长、教师和医生们的努力尤其可歌可泣。他们的坚忍不拔、卓越才智和舍身奉献，使苦难变成了"炼金炉"，为人类历史的精神宝库增添了一笔难得的财富。由深圳市一批专家在市残联的组织下撰写的这本有关孤独症儿童诊疗康复教育的书稿，正是这种精神的体现之一。它的出版发行，将是对国际国内现阶段有关成果的梳理和汇集。

我希望，各级政府相关部门像深圳市残联一样，重视对孤独症服务和相关服务人才的扶持；希望各类相关服务机构像深圳市精神卫生中心一样，在开展孤独症相关服务的实践基础上，不断总结经验，多出更新更好的成果；希望全国孤独症儿童的亲友及相关服务人员更加努力，为中国孤独症服务事业争取更加美好的明天！

顾秀莲

2010年8月于北京

（顾秀莲：全国人大常委会副委员长、中国关心下一代工作委员会主任）

卢 序

"孤独症"这一名称对很多人来说已经不再陌生,但这个病的很多内幕还没有被揭开,真正了解这个病的人更是少之又少。

如果医生对孤独症缺乏了解,就会使患者难以得到及时的确诊和救治。

如果家长对孤独症缺乏了解,就会误认为孩子的病是由于自己关心不够或教育不当造成的,会由此产生无端的内疚与自责,还会费尽周折带着孩子胡乱投医,却使孩子错过了最佳的康复时机。

为了解决以上问题,深圳市残障组织的各路专家共同编写了《孤独症诊疗康复与教育》一书。书中简要介绍了孤独症的临床表现、诊断标准、医学干预方法,以及病因学、康复与教育等方面的研究进展情况,通过普及孤独症的基础知识,可以帮助人们走出误区,尽早发现症状,早期诊断患儿。

虽然目前还没有任何医疗手段能够彻底解决孤独症问题,但可以肯定的是,早期康复训练能够提高患儿的生活技能、促进心理和社会功能的发展。为此,书中系统地介绍了孤独症家庭康复和机构康复的常用技术、实施方法和操作程序，而且有成功的案例可以借鉴。所以，本书对于所有希望了解该病的读者，尤其是孤独症患儿的家长，以及准备开展孤独症康复和特殊教育的机构，都具有指导意义。

书中介绍的经验对社区服务工作具有借鉴意义，有望促进各级政府相关职能部门，利用社区资源，在医疗、教育、康复和就业等方面为孤独症患者提供相适应的服务，这像一缕暖风，将给患者及其家庭带来更多的希望。故乐而为序。

让我们共同期待吧！

卢世璧

2010. 10. 18

（卢世璧：中国工程院院士、解放军总医院骨科研究所所长、中国康复协会理事长）

前言

"孤独症"诊断概念的提出已有60多年,国内于上世纪80年代首次见到病例报道,其后,特别是进入20世纪以来,无论从临床确诊的患者数还是从各地流行病学研究的结果看,该病绝非像早期教科书上介绍的那样"罕见"。

临床上,除了为数不多的精神科医生外,许多有机会接触到孤独症患儿的其他专科——特别是儿科和全科的医生,对该病的表现、诊断和治疗都不大熟悉,往往难以做到及时确诊。

更为紧迫的情况是,家长们对孤独症的基本知识太缺乏了解,这不仅延误了就医时间,还造成了一些认识上的误区。有些家长误认为孩子的病是由于自己关心不够、教育不当造成的;有些家长不切实际地要找到治愈本病的良方,不惜周折带着孩子到处求医;还有些家长病急乱投医,不管什么方法、是否真的有效,别人一介绍自己就盲目听从。如此,不仅给家庭带来不必要的心理和经济负担,还容易错过最佳的康复时机。

随着经济的发展和社会的文明进步,残疾人康复和教育事业日益受到政府的重视。就孤独症患者的教育和康复工作而言,

孤独症诊疗康复与教育
gu du zheng zhen liao kang fu yu jiao yu

由于国内起步较晚，无论政府相关部门还是有关康复、教育机构，都亟需了解、学习相应的理论、技术和方法。

为推动孤独症康复与教育工作，深圳市残疾人联合会组织有关专业人员编写了这本《孤独症诊疗康复与教育》。书中首先对孤独症的历史、临床表现、诊断标准和医学干预作了系统而详尽的介绍，以期通过普及相关医学知识，提高家长的识别水平和相关专业人员的诊断水平，消除对该病认识上的诸多误区。这部分内容可供相关专业人员学习、参考，家属也能从中受益。

孤独症是一种精神残疾，目前还没有任何切实有效的医疗手段，早期及时开展康复训练，是提高生活技能、促进心理和社会功能发展、改善预后的有效手段。书中系统介绍了孤独症家庭康复和机构康复的常用技术、实施方法和操作程序，注重实用性，无论是对患者家庭还是对康复机构来说，都有很好的参考价值。

由于社会适应困难，学习能力受损，孤独症儿童的教育是一项艰难、细致的工作。本书依据孤独症的病损特点，结合现代教育理念，对孤独症儿童教育的目标、计划、实施和管理作了全面介绍。准备开展这项工作的特殊教育机构，能够从中得到启发。

随着残疾人事业的蓬勃发展，孤独症已开始进入政府部门关注的视野。对于组织、协调各级政府相关职能部门，合理利用社区资源，在医疗、教育、康复和就业等方面为孤独症患者提供社区服务的问题，本书介绍了深圳市的经验，相信对其他欲将开展孤独症社区服务工作的地区具有借鉴意义。

综上所述，本书在兼顾医学知识的基础上，重点突出了孤独症康复、教育和社区服务的技术、方法和经验介绍，适宜于

前言

患者家属、康复机构、医务人员和政府相关部门管理人员阅读参考。

衷心感谢许家成教授、贾美香教授、于松梅教授、郭延庆教授和中国精神残疾人及亲友协会温洪副主席对本书的总体指导和细致修改。同时,对中国残疾人康复协会、深圳市残疾人联合会和深圳市精神卫生中心在本书编辑出版过程中所作的艰辛努力和鼎力支持表示由衷的谢意。

由于时间仓促,水平所限,疏漏和不足在所难免,诚望读者提出宝贵意见。

舒明跃

(舒明跃:深圳市康宁医院主任医师、副院长)

目　录

第一编　早期发现与诊疗

第一章　概述 ··· 3
- 第一节　病名的提出与诊断概念的演变 ··············· 3
- 第二节　流行病学研究 ······························· 6
- 第三节　临床特征 ··································· 8
- 第四节　病因与发病机制 ···························· 16

第二章　早期发现与就诊 ···························· 24
- 第一节　早期表现 ·································· 24
- 第二节　早期发现 ·································· 26
- 第三节　早期就诊 ·································· 34

第三章　临床评估与诊断 ···························· 36
- 第一节　临床评定量表 ······························ 36
- 第二节　临床诊断 ·································· 39

第四章　药物治疗与其他医学干预 …… 46
　第一节　药物治疗 …… 46
　第二节　其他医学干预 …… 53
　第三节　患儿护理 …… 61
　第四节　预　　防 …… 62

第二编　早期康复与服务

第一章　机构康复 …… 67
　第一节　工作形式、目标与原则 …… 68
　第二节　教师管理 …… 74
　第三节　确立康复目标 …… 83
　第四节　制定个别化康复计划的依据 …… 89
　第五节　制定个别化康复教育计划 …… 97
　第六节　实施个别化康复教育计划 …… 101
　第七节　机构康复环境的建立 …… 108
　第八节　康复机构的质量监控 …… 115
　第九节　康复技术的借鉴与运用 …… 127
　第十节　康复机构的资源运用 …… 145
　第十一节　孤独症及相关发育障碍康复机构业务督导
　　　　　　评估方案 …… 155

第二章　家庭康复 …… 172
　第一节　家庭康复的心理准备 …… 172
　第二节　家庭康复的环境准备 …… 179
　第三节　家庭康复的技术准备 …… 183
　第四节　家庭康复训练内容 …… 191

第三章 社区服务 205
第一节 成立服务机构 205
第二节 各部门职责 209
第三节 社区康复服务 215

第三编 教育与生涯发展

第一章 特殊学校教育 219
第一节 培养目标 219
第二节 课程设置 220
第三节 单元主题教材编写 230
第四节 教学组织形式 239
第五节 班级管理 243
第六节 家校合作 252

第二章 融合教育与随班就读 255
第一节 融合教育与随班就读概述 255
第二节 随班就读的辅导 260
第三节 课堂行为管理 263

第三章 生涯发展与职业教育 267
第一节 生涯发展理论概述 267
第二节 孤独症患者生涯发展及其教育 270
第三节 职业教育 281

主要参考文献 289
附录：儿童孤独症诊疗康复指南（卫办医政发〔2010〕123） 295

第一编
早期发现与诊疗

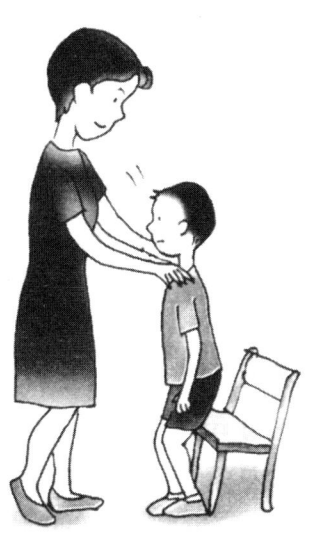

第一编
早期发现与诊疗

第一章

概 述

孤独症又称自闭症,是发生于儿童早期的一种广泛性精神发育障碍。国际上对本病的认识有60多年的历史,国内于上世纪80年代才首次有病例报道。随后知晓率也在逐步提高,但无论是民众还是医务人员,抑或是康复训练机构,认识都还相当肤浅。熟悉本病的临床特征,对于早期发现、及时诊断都是至关重要的。了解与其密切相关的遗传和其他高危因素,不仅对预防本病,也对纠正某些错误认识,减轻家长的心理负担,具有重要意义。

第一节 病名的提出与诊断概念的演变

孤独症的诊断概念由美国医生 Leo Kanner 于1943年提出,他首次报道的11例患儿主要有以下特征:极其孤独,难以发展人际关系,言语发育迟滞,游戏活动简单重复,能力残缺不全。Kanner 形容他们是"带着与他人发生情感联系的先天不足来到世界上"的。这些患儿以前多被诊断为精神分裂症或智力缺陷,但其病症在婴儿期已经出现,且无幻觉和妄想,因此不同于精神分裂症。他们看上去机灵聪明,身体无异常特征,甚至还有良好的认知能力,因而也有别于精神发育迟滞。由于症状在婴儿期就很明显，Kanner将这种障碍命名为"早发性婴儿孤独症（early infantile autism）"，并认为它属于情绪问题，发生的原因与父母养育不良，特别是母子分离、缺乏母爱有关。

以后十多年中，美国和欧洲相继有类似病例报道，但对其定义和归属一直存在分歧，使用的诊断名称也很混乱，诸如"儿童精神分裂症"、"边缘性精神病"、"共生性精神病"及"婴儿精神病"等，含义不尽相同，对疾病性质和病因的理解也各持己见。1964年，Rimland在其出版的《孤独症》一书中引述了诸多提示器质性病因的证据，对心因学理论提出了批评，由此促进了对本病的理解从"心因论"向"生物论"的转变。

1965年，英国医生M. Rutter报道63例孤独症儿童（曾经诊断为童年精神病）的跟踪研究结果，提示本病有别于精神分裂症，且与脑损伤等器质性因素密切相关。1968年，Rutter总结出了婴儿孤独症的四大特征：①缺乏社交兴趣和社交反应；②言语损伤，不讲话或讲话古怪；③动作行为怪异；④起病于出生后的30个月前。

上世纪70年代初，I. Kolvin报道80例"儿童精神病"患者的系列研究，发现根据临床特点和家族史等有关资料，可将这些患儿区分为早发和晚发两组。前者起病于3岁前，临床表现与Kanner描述的"早发性婴儿孤独症"非常相似；后者于5岁后发病，常有思维障碍及幻觉，且智商显著高于前组，父母中有较多的精神分裂症患者。此类研究为区分孤独症与"精神病"或精神分裂症提供了临床依据。

1977年世界卫生组织"国际疾病分类第九版（ICD-9）"虽然使用了"婴儿孤独症"这一诊断名称，但仍将其当作"起源于童年的特有的精神病"的一个亚型。1980年，美国精神病协会出版《精神障碍诊断与统计手册：第三版（DSM-Ⅲ）》，将婴儿孤独症归为"广泛性发育障碍（pervasive developmental disorder）"，至此，本病作为发育障碍而不是"精神病"的一个诊断类别首次得到正式认可。这一诊断归类反映了上世纪六七十年代的主要研究成果，因而得到广泛认同。在1987年DSM-Ⅲ的修订版（DSM-Ⅲ-R）和1994年的再版（DSM-Ⅳ）中，诊断名称改为"孤独性障碍（autistic disorder）"，其中取消了年龄概念，是因为1980年以后的众多研究发现，除了发病年龄外，儿童期起病的孤独症与婴儿孤独症并无任何两样。

1992年，世界卫生组织颁布了《国际疾病分类第十版（ICD-10）》，其第五章为"精神和行为障碍"，以F为代表。F8为心理发育障碍，"儿童孤独症（childhood autism）"归属于F8-4"广泛性发育障碍"这一类别，其诊断概念中也涵盖"孤独性障碍"、"婴儿孤独症"、"婴儿精神病"及"Kanner氏综合征"4个以前或其他分类系统使用过的诊断名称。

儿童孤独症在ICD-10第五章中的分类地位如图1-1-1所示：

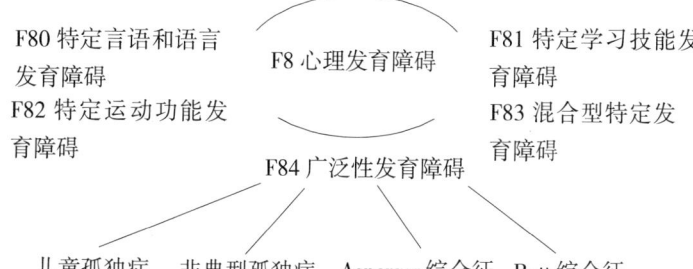

图1-1-1 儿童孤独症在ICD-10中的分类地位

在广泛性发育障碍的4个诊断类别中，儿童孤独症、非典型孤独症和Asperger综合征性质相似、程度不同，被认为同属于一个疾病连续谱，故将它们统称为孤独症谱系障碍（autism spectrum disorders，ASD）。孤独症是 ASD 中最严重的状态。目前认为，它本身也并非一个独立的疾病单元，而是由不同病因引起的、具有共同临床特征的一个综合征。

（舒明跃）

第二节　流行病学研究

流行病学研究的目的是掌握疾病在特定区域的发生情况，为采取合理、有效的防治措施提供科学依据，同时也有助于了解与疾病发生、发展相关的社会、文化、生态和环境等方面的因素。

一、患病率

由于调查工具和诊断标准不同、样本大小和患者年龄互不一致，世界各地有关孤独症患病率的研究结果存在很大差异。来自北美、欧洲和亚洲的流行病学研究结果，患病率大多在 2/10000～13/10000 之间，英国个别地方最近的报道则高达 3.89/1000。

E. Fombonne 总结了 1966 至 1999 年间以英文发表的 23 篇有关孤独症流行病学研究的文献，本底人口数为 400 多万，年龄范围 0～27 岁，共确诊患者 1533 人，平均患病率为 5.2/10000。按年代比较，患病率呈明显上升趋势，1989 年后报道的 11 项研究的平均患病率达 7.2/10000，显著高于在此之前报道的研究结果。这一方面提示患病率的真实上升，另一方面也反映对该病的识别能力在不断提高。

国内福建省于 2000 年首先报道针对本病的流行病学研究。在 10 802 名 14 岁以下儿童中，确诊孤独症患儿 3 人，患病率为 0.28/1000，明显低于国外报道。但此后不久在全国 0~6 岁残疾儿童的抽样调查中，有的省份孤独症的患病率达到 12.25/10000，非常接近国外多数研究结果的上限。

至于孤独症谱系障碍，国外报道的患病率比单纯孤独症高得多。以近年数据为例，美国 14 个州的调查显示，每 150 名儿童中就有 1 例罹患，8 岁儿童为 9/1000；英国 9~10 岁儿童为 11.61/1000，法罗群岛 8~17 岁人群为 5.6/1000。我国香港特别行政区 15 岁以下儿童为 16.1/10000。北京市 2004 年的调查发现，2~6 岁儿童广泛性发育障碍的患病率为 1.53/1000，显著低于国外报道。但这一数据并不一定代表真实情况，因为该调查所确诊的 16 例患儿中，竟然没有一例 Asperger 综合征患者。其原因，可能与该综合征认知和言语发展相对较好，不易被家长识别而漏诊有关。

二、性别差异

迄今为止，无论临床还是流行病学，所有研究一致表明，孤独症患者男性明显多于女性。国外报道男女性别之比一般为 3~4:1，国内报道从 2:1 到 9:1 不等。

研究表明，女性患儿的平均智商低于男性，病情也较男性严重，而男性患儿的社交技能损害往往比女性更重。患病率及临床表现的这些性别差异有何病理意义，目前尚不明了。

三、家庭社会经济地位

Kanner 最初的观察表明，孤独症患儿主要来自社会经济地位较高的家庭,但后来的人口学研究并不支持这一观点。正如某些学者所指出的那样,社会经济地位差异的结论多来自1970年以前的研究,在此之后,多数研究并没有发现这种现象。事实上,如果对父母的文化水平、职业成就和就诊方式的影响加以控制的话,在各种不同社会经济地位的家庭中,本病的患病率没有明显差异。

国内研究大多表明,孤独症的发病在城乡之间、独生子女和多子女之间、父母不同文化程度和职业之间,都没有显著差异。

(舒明跃)

第三节 临床特征

孤独症的临床表现非常独特,对于有经验的专业医生来说,典型病例的诊断一般不会有什么困难。对于不典型病例或年幼（<3岁）患儿,诊断有一定难度,应该注意与"精神发育迟滞"和"特定言语和语言发育障碍"等相鉴别。

一、发病年龄

按照Kanner的描述,本病的症状在出生后不久即已发生。后来有些研究发现,大约1/3的患儿出生后有一段（2岁内）正常的发育过程。还有研究显示,表现出异常的比例在1岁内为55%左右,2岁内为90%左右,3岁内约为97%,只有不到3%的病例在3岁以后才表现出异常。但在家长发现异常之前,孩子是否各方面确实发育正常则难以断定,因为早期的某些轻微异常可能由于回忆困难或缺乏对正常儿童发育过程的了解而被家长遗忘或忽视。

临床上，很多父母都难以准确说出孩子到底什么时候发病，他们往往因为小孩到了一定年龄还不讲话、不看人、不听指令或不与小朋友一起玩才开始重视。因此，关于本病确切的发病年龄至今无法断定，国际、国内有关诊断标准（ICD－10、DSM－Ⅳ和CCMD－3）一般只笼统地规定为"3岁前起病"。

二、临床表现

（一）核心症状

孤独症的临床表现主要有以下三大核心症状群。

1. 社交功能障碍　社交功能障碍是从 Kanner 开始描述且以后一直被广泛认同的核心症状，其具体表现在不同年龄阶段有所不同。

（1）婴儿期（1岁内），突出的表现是回避与他人的眼神接触，对说话声音不感兴趣，对亲昵动作反应淡漠。家长与其说话、逗乐时，很少有相应的眼神、表情或姿势反应；别人拍手要抱时，不会像一般孩子那样伸手做出预期动作。这些现象很容易让家长怀疑孩子存在听力问题。

（2）幼儿期（1～3岁），除了眼神接触方面的缺陷外，依恋行为的发展逐渐显露出异常。一般孩子在这个年龄段一方面会形成与亲人（特别是母亲）之间的特殊情感联系，即依恋；另一方面，在见到陌生人时会表现出警觉和害怕，进而出现退缩或躲避行为，产生对陌生人的恐惧。孤独症儿童往往亲疏不分，他们既不能形成与亲人（母亲）之间那种特殊的依恋关系，也不会产生对陌生人的恐惧。在他们心目中，母亲与生人似乎没什么区别，因而不会像正常孩子那样在与母亲分别时表现得依恋不舍，在与陌生人接触时也很少有胆怯不安的反应。

（3）儿童期，给人最突出的印象是行为孤僻，经常独自玩耍，对同伴交往或集体活动缺乏兴趣。年长儿童虽然可能与父母、与同胞之间建立起一定的互动和感情联系，但依然不主动参加同伴之间的集体活动。少数患儿虽然看上去能够与小朋友呆在一起，但在玩耍或游戏活动中多是被动参与，缺乏互动，也不会与他人分享玩具或食物。

病情较轻的大龄儿童可能有与人交往的愿望，或主动与其他小朋友接近，但由于在活动兴趣或情绪反应上不能与人产生互动，加之缺乏交往技巧，行为常不适宜，因而难以建立同伴关系。

2. 言语发展和交流障碍

（1）言语发展障碍是本病的另一核心症状，主要体现在语言运用能力的损害。最突出的表现是言语发展迟滞，即到了一定年龄还迟迟不会说话，能够说话以后其言语发展的速度也慢于一般儿童，词汇量非常有限。部分患儿还可表现为言语功能的退化，即在2～3岁之前会说话，但之后随着年龄增长，口语不但不见增多，原来会说的话反而不会说了。大约1/3的患者终生没有口语能力，不能进行任何语言表达。

（2）发展顺序异常是孤独症言语发展的另一特点。一般儿童言语发展的顺序是语言理解先于语言表达，说话从简单到复杂，句子从短到长。但是，孤独症儿童的言语发展可以完全违背这些规律。他们可能不经过单词句、双词句阶段，在还不会叫"爸爸""妈妈"时，却突然说出相当长的句子。例如，一个3岁的孤独症患儿以前从未说过话，突然在一天早上对奶奶说"奶奶你起床啊"。有些患儿虽不能进行简单的日常语言交流，却能把电视中的一段广告语完整地背下来。

（3）病情较轻、年龄较大的患儿可能有一定程度的口语发展，讲话多一些，甚至能讲连续句子，但即便这些言语功能发展相对较好的患儿，也很少主动向别人提问，难以维持交谈，且常有词语运用不当。他们说话往往漏掉相关的介词、连词和代词，对人称代词的使用尤为困难，分不清"你、我、他"的含义，反而经常出现一些无实际交流意义的刻板、重复和模仿语言。说话的语调非常平淡，缺乏抑扬顿挫，也少有表情配合。

（4）语言理解能力也明显受损，主要表现在听不懂指令。轻者尚能借助于背景信息或讲话人的手势明白一些简单语义，受影响的仅仅是对抽象概念和词义差别的准确理解；重者根本不能领会他人说话的意思，即使在模仿或重复别人的话，也多不理解其含义。

（5）言语表达和理解困难必然影响交流活动。除此以外，非言语交流一般也明显受损。最突出的表现是不会利用身体姿势、手势或模仿与他人沟通。比如不会用点头、摇头来表示"是"、"否"的意思；不懂挥手表示"再见"等。想要什么东西时，通常就拉着大人直接走向目标，既不会用语言、也不会用手势表达。

3. 兴趣与行为异常

（1）患儿兴趣狭窄、局限且非常奇特。一般来说，他们对有生命的物体不感兴趣，对非生命物体表现得强烈好奇；对正常儿童喜欢的玩具和游戏活动大多不感兴趣，对个别玩具或某些物品的依恋却又异常固着，时刻不肯丢下；对物体的整体属性和功能不感兴趣，却喜欢反复摆弄物体的某些部件。一名9岁的患儿，对同龄孩子喜欢的玩具一概毫无兴趣，却很喜欢玩水和泥土，还特别爱追逐蚊子，经常边追边问："它妈妈在哪里？

它妈妈在哪里?"

（2）患儿的运动技能一般发育正常，但动作行为常常表现得刻板、生硬、笨拙。例如：喜欢旋转、跳跃；经常摆头或摇晃身体；出门要走固定的路线；毫无意义地重复问同样的问题；反复嗅闻、触摸物体等。他们的生活习惯以及对环境的要求同样带有鲜明的刻板色彩，如长期严重偏食，玩具或物品的摆放必须固定在某一位置，换了床铺就无法入睡等。

由于这种刻板特性，当环境和生活情况发生改变时，患儿往往极不适应而出现严重的情绪反应。很多患儿在进入医生诊室时会暴怒或号啕大哭，无论如何哄劝都难以平息。

（3）部分患儿过度好动，有些还表现出破坏、攻击及自伤行为。所以，对他们的管理异常困难，家长常常被折腾得筋疲力尽。

（二）其他精神异常

除了以上核心症状外，患儿在精神活动的其他方面往往也存在明显的发育异常。

1. 智力障碍

（1）多数（约75%）患儿的智力水平低于正常范围，其中，中、重度以上智力障碍者占50%，轻度智力障碍者占25%。另外25%的患者智力水平正常（IQ＞70），被称作高功能孤独症。

（2）不论智力水平是否正常，他们的智力结构往往表现出明显的不均衡。一般来说操作智商高于言语智商，视觉空间能力、记忆力高于理解能力。因此，与同等智商水平的弱智儿童相比，他们的操作能力要好得多，记忆力更为惊人。

（3）尽管不同智力水平的患儿在核心症状方面没有太大差

别,但低智者较多伴发癫痫,社交技能损害往往更为严重,更容易出现伤人、自伤等攻击行为,预后也更差。

(4) 由于智力和学习能力低下,患儿的生活自理能力一般也比正常同龄儿童差。

(5) 有些患儿的一般智力水平很低,但在某一方面的能力却明显高于正常儿童,表现为"特殊天才"现象。这些特殊能力主要表现在机械记忆、计算、音乐感知、绘画等方面。如坐公交车经过的站名和顺序能一个不差全部记住;马路上驶过的汽车的车牌号码能够过目不忘;能够准确无误地指出世界上各个国家的国旗和国徽;只听过一次的乐曲就可以熟练地哼出来。有的患儿能够准确无误地推算出几十年前的某一天是星期几,这样的能力是超乎寻常的。一名 18 岁的孤独症患者具有很强的日期推算能力,但在做智力测验时医生对他说:"我们再来一次。"他却反问:"再来一次是什么意思?"此类案例充分反映了患者能力残缺不全、智力结构极不均衡的特点。

2. 感知觉功能异常

(1) 本病患者多见感觉迟钝或感觉过敏。有的稍微听到一点声音即捂住耳朵,看见稍强一点的光线即闭起眼睛。有的则对声音、光线甚至疼痛刺激都不敏感。长时间旋转不觉头晕、不会摔倒,可能提示前庭感觉的迟钝。

(2) 相当多患儿表现出极端的感觉偏好,如喜欢看闪烁的灯光,喜欢听尖锐的声音,喜欢触摸光滑的物体等等。一名 4 岁的患儿,睡觉前总是要撕咬枕头里的棉絮,一旦被阻止他就不能很好地入睡。

3. 注意力异常

(1) 本病在婴幼儿期普遍存在分享式注意缺陷,即不会跟随他人的眼神或手势，不去注视周围人关注的人或物。日常生活中，他们的注意力主要受兴趣的影响，当从事感兴趣的活动时，专注力可能强过正常儿童；但在学习过程中，大多存在注意缺陷，难以专心听课或完成指令性任务。在学习和训练过程中，注意力集中困难一般是需要优先考虑和解决的问题。

（2）从注意的分配特点来看，他们的视觉注意一般好于听觉注意，对物体的注意强于对人的注意，对图形的注意强于对文字的注意。

4. 情绪障碍　情感平淡、不协调及情绪不稳在本病表现得非常突出。

（1）正如 Kanner 最初描述的那样，患儿很难与人建立密切的情感联系，即便对天天如影随形、精心哺育、细心照料他们的家长，往往也视若旁人。对于家长的喜、怒、哀、乐，基本上不能产生共鸣。

（2）患儿时常自娱自乐，不明原因地时哭时笑。对于真正危险的物体或场景，他们可能无动于衷；而某些并无伤害或危险的物体或场景，却让他们异常恐惧，以致表现出强烈的情绪反应。

5. 思维异常　象征性游戏能力和心理推理能力缺陷被认为是孤独症的特异性认知缺陷。

象征性游戏是心理推理能力的基础，而心理推理能力又是后期社会理解能力的基础。正常儿童在 1 岁半左右开始出现象征性游戏行为，4 岁时出现心理推理能力，即能够揣摩他人的心思。孤独症患者在婴幼儿期始终缺乏象征性游戏能力，4 岁以后的心理推理能力存在明显缺陷，这两者妨碍了他们对别人情感的理解，造成了社会交往的屏障。

（三）身体和辅助检查

1. 孤独症容易伴发脑部其他病变和某些躯体疾病　结节性硬化症、脆性 X 综合征和 21 三体综合征与本病共患的几率较大，彼此之间可能存在共同的病因基础。约 1/3 的患者伴发癫痫，少数患者伴发脑瘫。发生苯丙酮尿症、先天性甲低和其他代谢性疾病的几率也明显高于一般人群。

2. 不伴其他脑部和躯体疾病的患者，从外表到内脏器官的检查一般都无异常　部分患儿可见神经系统阳性体征，如肌张力减退或增高、体形异常、流涎、肌肉或关节阵挛、手部失张力性姿势、表情肌麻痹、斜视等。这些体征主要反映基底节特别是新纹状体功能障碍，其发生与额中叶或边缘系统的结构密切相关。

3. 相当多的患儿脑电图检查有异常发现　主要表现为双侧半球局限性或弥漫性的尖波、慢波或节律失调，但均无特异性。结构性脑影像学检查（CT 及 MRI）发现少数患儿存在诸如脑室扩大、小脑萎缩、脑白质发育不良、脑干体积小等异常现象，提示脑部结构发育受损。功能性脑影像学检查（如 SPECT）发现许多患儿大脑额叶、颞叶和海马等部位放射性分布减低，且以左侧半球更为明显，提示这些部位存在血流灌注或/和细胞功能障碍。

三、病程和预后

本病总体上呈慢性病程，随着年龄增长，其主要症状的表现形式和严重程度可能发生变化，但一般都长期存在，影响终生。

本病一般在 3~6 岁之间症状最为典型。以后随着年龄的增长，言语和社交功能可能有所发展，某些症状可能缓慢改善。一些高功能病例，进入青春期后病情或有明显减轻。

自然条件下，大约 60%~70% 左右的患者预后不良，不能独立生活,需要长期被照顾。10%左右的患者预后较好,能够形成一定的社交、学习和工作技能。少数患儿成人后可以独立生活,自己养活自己。

智力和言语发展水平与预后密切相关。伴发癫痫或其他脑器质性病变者,预后往往更差。

(万国斌　舒明跃)

第四节　病因与发病机制

病因学研究为的是明确疾病发生的直接、根本性原因,是解决疾病治疗和预防的最终手段。但由于病因的复杂性,很多疾病的真正原因长时期内可能都难以弄清。对发病机制的研究,一方面可以为进一步的病因学研究打下基础、提示方向,另一方面可以从这个层面入手,对疾病进行干预或治疗。在医学相当发达的今天,无论躯体还是精神方面,许多疾病虽然病因不明,但对它们的治疗或干预并非无从下手。

从孤独症的诊断概念提出以来,有关其病因和发病机制的研究从未间断。进入21世纪以来,随着对生命科学特别是脑科学的高度重视,这类研究更成为各相关学科追逐的热门课题。

一、心因学说

心因学说的核心观点是认为父母的人格特征和不良亲子关系与孤独症的发生有关。这一学说主要源自Kanner及其后一些学者对本病的早期观察。他们发现,孤独症患儿多来自社会经济地位较高的家庭,父母多具有高智商和高度的抽象思维能力,但情感冷淡,行为机械,缺乏与人交往的兴趣。他们对孩子比较淡漠,缺乏关爱与沟通，表现为"冰箱型"。还有些母亲，她们本来不想要孩子，无意识中对孩子怀有排斥和敌视心理，可能是造成孤独症社交退缩的原因。但是，随着研究方法的改进和研究层面的深入，后来一些严格的抽样和对照研究都不支持这些结论。

事实上，20世纪80年代以来的若干调查研究表明，世界各民族、社会各阶层、各种文化背景中都有孤独症病例。本病不是任何单独的社会心理因素所造成的，在正常生活环境下，它的发生与照料不到或养育不当没有直接关系。

由于认识上的不足，国内不仅普通民众，甚至相当多的医务人员至今还持有"心因论"的观点，有关本病的"溺爱说"、"体罚说"不时见之于大众媒体。这些观念妨碍了对疾病的正确理解，给患儿父母造成了很大精神压力，让他们背上了自责、内疚的沉重包袱。

二、生物学因素

生物学因素是孤独症发生的根本原因，这一认识目前已被专业人员广泛接受。其中，遗传因素的影响最为明确。

（一）遗传学因素

1. 依据

（1）家系研究发现，本病的同胞患病率为2%～6%，高于一般人群50～100倍。

（2）双生子研究表明，本病单卵双生子的共病率为60%～92%，明显高于双卵双生子（一般不到10%）。

（3）细胞遗传学研究发现，孤独症患者的多条染色体存在异常。如：7号和15号染色体长臂重复、缺失和错位，22号染色体长臂末端缺失，X染色体短臂缺失或重复，等等。

（4）分子遗传学研究已发现与本病关系最为密切的某些染色体区域，如 7q31-35，15q11-13 和 16p11.2 等。

2. 一般认为，本病属于多基因遗传，其遗传方式是多基因相互作用的结果。男性患病率明显高于女性，因此 X 染色体受到格外关注。研究表明，孤独症并非是 X 染色体的遗传病，但 X 染色体上可能存在孤独症的易感基因。

（二）孕产期高危因素

这个结论主要来自于回顾性流行病学的研究。

1. 母孕期患病及用药可能是孤独症发生的危险因素。其中，母孕期感染一直备受关注，特别是怀孕前三个月感染风疹病毒、巨细胞病毒等，可能与孤独症的发生密切相关。

2. 怀孕期间母亲心理因素对胎儿的影响还没有受到足够重视。近年来国内外的研究都提示，母孕期情绪不良，如长期紧张、抑郁，也是孤独症发生的危险因素。

3. 母亲怀孕早期经常吸烟也可能与本病的发生有关。

4. 父亲生育年龄过大可能是本病的另一个风险因素。研究提示，父亲生育年龄越高，孩子患孤独症的风险越大。

5. 许多研究发现，患儿在围产期以及新生儿期各种并发症的发生率高于一般儿童。常见有宫内窘迫、早产、难产、产伤、脐带绕颈等。这些并发症因导致胎儿或新生儿窒息、缺氧，容易造成脑损伤。有人认为，出生前或围产期脑损伤是那些出生时就发病的孤独症的生物学原因；而出生后脑感染或损伤可能是那些出生后有一段正常发育过程的孤独症的生物学原因。另一种观点认为，孕产期高危因素使具有孤独症素质的个体易于发病。

6. 与上述观点不一致的是，有研究发现，与 Down 氏综合征和正常儿童相比，孤独症患儿在围产期并发症和母亲年龄、胎次以及出生体重等方面并无显著差别。由此提示，这些并发症并非孤独症发生的根本原因，它们只是与孤独症病因无关的表面现象，或与孤独症一起是由共同的潜在危险因素所造成的。

（三）脑器质性病变

部分孤独症患儿发现脑器质性病变，但这些病变与孤独症之间的关系难以确定。

结构性脑影像（CT/MRI）研究发现，本病患者存在大脑、小脑以及脑干部位形态和结构方面异常的线索，如脑室扩大、脑干缩小、小脑发育不良或过度增生、大脑皮质发育畸形等，提示某些患者存在脑内微观结构的异常。对本病患者死后的尸解发现，他们的小脑神经元广泛减少，且没有神经胶质的增生，提示该病在胎儿早期就存在神经发育方面的障碍。

（四）代谢因素

1. 有研究关注某些金属元素代谢障碍与孤独症的关系，如铁、锌、铜、镁等大脑发育必需的元素吸收障碍，导致体内缺乏；而汞排泄障碍，致使汞在体内蓄积。这些微量元素的缺乏或过量蓄积都可能阻碍神经精神的发育。

2. 铅对儿童来说无绝对安全阈值，任何程度的铅暴露，都可能损害发育中的神经系统，尤其是新生儿与婴幼儿，他们对铅的毒性更为敏感。研究发现，有些孤独症儿童的血铅水平较健康儿童高。铅暴露可使儿童智力受损，认知发育受阻，攻击、多动和违纪行为增多。

（五）免疫因素

1. 有研究显示，孤独症家族中自身免疫缺陷性疾病的患者多于对照组；家族性自身免疫性甲状腺病与孤独症的某些衰退症状有关。还有研究发现，孤独症患者存在免疫功能异常，如T淋巴细胞数量减少、辅助T细胞和B细胞数量减少、抑制—诱导T细胞缺乏、自然杀伤细胞活性降低等。这些研究结果提示，免疫因素在该病的发生中可能起到了一定的作用。

2. 也有人提出，本病的原因可能与婴儿期广泛接种麻疹—风疹—腮腺炎三联疫苗（MMR）损害了免疫系统有关，但经过大规模的流行病学调查研究，并未发现充分的支持依据。

三、神经生化机制

孤独症神经生化领域的研究尚未取得一致结论，主要涉及以下神经递质：

1. 5-羟色胺　约1/3的孤独症患者存在高5-羟色胺血症，其原因和意义尚不明了。对脑脊液中5-羟色胺代谢产物（（5-HIAA）浓度的测定发现，孤独症与对照组之间无显著差别。

2. 多巴胺　有人认为患儿的多动、刻板行为可能是中枢神经系统多巴胺功能亢进的结果，但有关研究大多并未发现脑脊液中高香草酸（多巴胺的代谢产物）浓度升高。

3. 去甲肾上腺素　有研究发现孤独症患者血浆去甲肾上腺素浓度升高；但也有研究表明，患者血小板内去甲肾上腺素浓度明显低于对照组。对去甲肾上腺素代谢产物（MHPG）的测定发现，孤独症患者与对照组之间无论脑脊液、血浆还是尿液中的浓度都无明显差别。

4. 内源性阿片类物质　孤独症儿童的行为与阿片类物质成瘾者在中毒时（社交退缩、对疼痛反应迟钝）以及戒断时（对刺激过敏、焦虑、心境不稳）的表现类似，甚至与出生前暴露过阿片类物质的儿童也有相似之处。根据这些观察，有人提出了孤独症的阿片类物质理论，认为患者体内间歇性产生大量脑啡肽和内啡肽是疾病发生的原因，但目前还缺乏足够的证据支持这一假说。

四、心理学机制

有关孤独症的心理学机制，主要以实验心理学为基础，对其核心症状和突出心理特征发生的心理学原理进行研究、探讨，进而提出可能的矫正方法。目前主要有以下理论学说：

（一）心理理论缺失

心理理论（theory of mind）是个体对自己和他人心理状态（如需要、信念、意图、感觉等）的认知，并由此对相应行为作出因果性预测和解释。Babron-Cohen 等人于上世纪 80 年代首先用心理理论缺失来解释孤独症的症状，开创了孤独症研究的新时期。

孤独症儿童无法认知自身和他人的心理状态，不能很好地理解别人的行为、意图及事物背后的因果关系，只能用一种表面的、机械的联系去代替对他人内心状态的理解，所以被称为"心理理论缺失"。

人类的社会交往建立在个体对自己交往对象的意图和心理状态的理解之上。孤独症患者无法根据潜在的心理状态来解释、预测复杂的社会行为，因此很少与他人交往，也无法在社交中理解友谊与关怀，难以与人建立信任和情感联系，由此导致社会交往障碍。

同样由于心理理论的缺失，孤独症患者不能认识到他人的心理状态与自己不同，缺乏交流动机，即便交流，基本上也是以重复为语言内容，以自我为中心的单方面交流，因此出现言语交流障碍。

对于孤独症患者某方面的特殊能力、普遍呈现出的优异记忆力和对物体局部特征过分关注等症状,"心理理论缺失"则难以作出令人信服的解释。

(二) 中枢统合不足

中枢统合指人类有一种考虑广泛背景、以相对整体的方式解释刺激信号的能力。通过这种能力,可以从复杂的信息中抽取意义并认准要点,而不去涉及精确的细节。

研究发现,孤独症患者对信息加工的整合是混乱的,是不同于常人的。他们在认知加工方面表现出集中于微小细节而忽略大体背景的倾向,常以零碎的方式来处理信息而不是着眼于大局。这种困难反映了主管信息资源整合的中枢系统的功能失调,即中枢统合不足(weak central coherence)。该理论可以解释孤独症儿童的兴趣狭窄和特殊才能。

(三) 执行功能障碍

执行功能是指那些对个体的意识和行为进行监督和控制的各种操作过程,例如自我调节、认知灵活性、反应抑制、计划等等,它主要包括工作记忆、抑制性控制和认知转换3个要素,抑制性控制是其核心成分。

卡片分类试验(Wisconsin Card Test,WCST)研究发现,孤独症患者存在明显的执行功能障碍。他们在计划、反应抑制、工作记忆等操作过程中,表现出严重的障碍或缺陷,因此不能很好地计划下一步行为,不能在后续行为中抑制先前行为获得的规则,不能保持和操纵信息。

执行功能障碍可以解释孤独症的刻板和重复行为,但并非本病患者所特有。

五、生态学观点

孤独症发病机制的生态学观点由Loveland于上世纪90年代

初正式提出。

该观点认为，孤独症并不是存在于个体内部的一种静态综合征，而是个体与环境间相互作用的发生发展过程。也就是说，孤独症的发生并不是个体头脑认知或神经生物的问题，而是因为个体与环境间的互动出现了障碍。患者的异常行为导致他们从小就经历、体验着一种完全不同于其他儿童的社会环境，这种特异的社会环境反过来影响大脑的发育过程和结果。生活环境的异常既是他们早期神经生物学方面受损造成的结果，同时也是其后神经—行为异常发展的重要因素。

与单纯生物学观点和心理学机制相比，生态学观点着眼于个体与环境的互动关系，开辟了孤独症发病机制研究的新途径；但它并不是对前两者的否定，而是在承认孤独症的产生部分源于个体内在的问题的基础上，强调不正常的互动环境会强化甚至加重患者的症状。如果考虑孤独症的预后问题，该观点就显得格外有说服力，因为绝大多数患者终身都未走出自闭的阴影。

生态学观点虽然强调环境在孤独症个体发展中的作用，但它绝不是早期环境决定论的简单回归，并不认为孤独症就是个体不良生活环境造成的。它重视个体与环境的相互作用，明确个体的先天特征会营造出不同于他人的生活环境，这种生活环境反过来又进一步影响个体的发展。

虽然尚未见到与生态学观点相应的治疗方法，但目前流行的融合教育模式，主张将特殊儿童置于与正常儿童互动的自然环境中进行教育的思想，与之一脉相承。

（卢建平　舒明跃）

第二章

早期发现与就诊

孤独症起病虽早，但由于各种原因导致许多患儿不能被早期及时诊断，因而延误了最佳的干预时机，影响终身疗效。因此，如何提高家长和基层医务人员对本病的识别能力，以便早期就医、及时确诊，对于早期干预及干预效果具有非常重要的意义。

第一节 早期表现

对孤独症儿童进行回顾性的病史调查发现，至少一半人在1岁以内就已经表现出与一般儿童不同的行为，绝大多数在2岁以内已经表现出异常。观察发现，孤独症婴儿与正常婴儿之间在8个月大时已经表现出行为差异，14个月时孤独症幼儿已经广泛地表现出本病的3大行为特征。大多数孤独症儿童的父母在孩子18个月时已经感到孩子有某些不正常的地方。

患者在婴儿早期就表现出社会性趋向障碍和分享性注意的缺陷，这些缺陷随着年龄增长仍然持续存在，被认为是其核心缺陷。

一、社会性趋向障碍

一般儿童在1岁左右才出现有意识的口头语言，但是在出生后不久就会具有非言语性的社会交往行为。例如：主动地注视他人的脸、眼睛、嘴和身体动作；对人的声音产生反应，并对声音与动作进行模仿；与人进行情感交流。这些表现是对社会性刺激的自然趋向和回应，被称为社会性趋向。

社会性趋向障碍表现为：不看人，不喜欢对人微笑，对熟悉的人缺少表情，叫他们的名字很少反应。很少进行模仿，难以玩动作模仿和声音模仿的游戏。对物体的兴趣强于对人的兴趣，不怎么注意别的儿童，更多的时间花在自己摆弄物体上，经常自娱自乐。不分亲疏，既不惧怕陌生人，也难以与熟人建立亲密关系，往往缺乏与母亲的依恋。

由于社会性趋向的缺陷，患儿对社会性刺激的反应不足，难以学习和理解语言，所以从小就发音少，缺乏自发性咿呀学语。对于模仿发音和学习说话没有兴趣，以致说话年龄延迟或没有语言表达能力。

二、分享性注意障碍

一般婴儿自半岁开始到2岁时，都具有眼神跟随、眼神交替、手指指示、跟随他人手指指示、给与和展示等行为。儿童与他人之间，通过眼神和手势来分享对外界事物的注意的现象，被称为分享性注意。

分享性注意缺陷表现为不能与人分享兴趣和情感。例如：不能与他人进行眼神对视。不会跟随他人手指指示去看物体，也不主动使用手指指示。很少将自己感兴趣的物体展示给他人，也不主动与他人分享玩具。他们的眼神很少在人与人或人与物体之间交替移动，也不会跟随别人的视线去看物体。

第二节　早期发现

虽然孤独症儿童在 1 岁以内就可能已经表现出行为异常，但是其临床表现往往要到 3 岁以后才变得典型，所以患儿到医院找专科医师就诊的年龄多在 3 岁以后，被诊断的平均年龄是 3～5 岁。实际上，多数患儿的母亲在孩子出生后第二年就已经察觉到他们的异常。从父母发现异常到医生作出诊断的时间差平均为 13 个月。要缩短这种时间差，让孩子尽早得到治疗干预，必须开展早期筛查和早期发现的工作。

一、早期发现的途径

要做到早期发现，可以通过下列途径：

（一）父母发现

通过在孕妇学校、婴儿健康家长讲座、社区育儿讲堂、报纸、电台、电视节目中进行孤独症知识的科普宣传，在母婴用品商店及各种母婴活动场所发放孤独症科普宣传资料，提高父母对孤独症及其早期症状的了解，可以及早识别其早期症状。

（二）儿童工作者发现

通过提高接触或服务于婴幼儿的保姆、亲子班老师、预防接种护士、一般儿童保健医师和儿科医师对孤独症的认识，可以及早识别孤独症早期症状。

（三）普遍筛查

对接受正常体检的适龄婴幼儿进行孤独症的筛查。如在 9、

12、15、18、24月这些关键性年龄段，医生体检时都必须询问精神发育的相关指标，或采用孤独症筛查量表进行筛查，发现可疑线索及时转介专科医生。

（四）重点人群筛查

对语言、智力发育迟缓的婴幼儿进行孤独症筛查，以便早期诊断。

二、早期筛查工具

近年来发展出的用于孤独症早期筛查的工具主要有以下3种筛查量表。

（一）幼儿孤独症筛查量表

幼儿孤独症筛查量表（Checklist for Autism in Toddlers，简称CHAT）是由S. Baron等编制的（1992年），用于筛查18个月左右的儿童是否存在孤独症。（附件1-1）

量表由14个问题组成，前9个问题是由父母或直接照顾者填写，后5个问题是由医师对幼儿进行行为观察和测试后填写。内容涉及孩子的指向性行为、注意行为以及玩耍的意向等，重点是评估孩子的分享性注意和象征性游戏行为。

如果5、7、11、12、13条均不能通过，则高度怀疑孤独症；如果7和13不能通过，5、11和12中至少有1项通过，也怀疑有孤独症的可能。

【附件1-1】 幼儿孤独症筛查量表（CHAT）
1. 你将孩子抱在膝盖上跳跃、摇摆等，他高兴喜欢吗？
2. 你的孩子对别的孩子感兴趣吗？
3. 你的孩子喜欢攀爬吗（如爬楼梯）？
4. 你的孩子喜欢玩"躲猫猫"或"捉迷藏"游戏吗？

5. 你的孩子有做假装（想象）游戏的倾向吗（如用玩具杯和茶壶假装喝茶，或用其他玩具玩类似过家家的游戏)？

6. 当孩子需要某样东西时，他会用手指指向想要的东西吗？

7. 当孩子对某样物体感兴趣时，他会用手指指向该物体吗？

8. 你的孩子能恰当地玩一些小玩具（汽车、积木）吗？（不是咬、丢、扔等）

9. 你的孩子会拿着某件东西走到你面前展示给你看吗？

10. 在就诊过程中，孩子与你有过目光接触吗？

11. 孩子是否看你手指所指的物体？

12. 孩子能够玩扮演（想象性）游戏吗？

13. 孩子能用手指指向你所说的物体吗？

14. 孩子是否能用积木搭建城堡？

（二）幼儿孤独症筛查量表修订版（M-CHAT）

Robin 等 2001 年对 CHAT 进行了修改，将问卷条目从 14 条增加到 23 条，增加了眼睛注视、分享注意方面的条目，还另外增加了一些社会交往和异常行为方面的条目。修改后的问卷全部由父母或直接抚养者填写。（附件 1-2）

在所有 23 个条目中，11、18、20 和 22 题为反向回答，回答"是"时属于异常。其他题为正向回答，回答"否"时表示异常。当 2、7、9、13、14、15 这六条中有两条以上异常，或者任何条目有三条以上异常时，即怀疑有孤独症的可能，需要进一步检查。

【附件 1-2】 幼儿孤独症筛查量表修订版（M-CHAT）

1. 孩子是否喜欢你把他抱在膝盖上做跳跃或摇摆等动作游戏？
2. 你的孩子对别的孩子感兴趣吗？
3. 你的孩子喜欢攀爬吗（如爬楼梯）？
4. 你的孩子喜欢玩"躲猫猫"或"捉迷藏"游戏吗？

5. 你的孩子会玩假扮（想象）的游戏吗（如打电话、照顾玩具娃娃或其他的假扮活动）？

6. 当孩子需要某样东西时，他会用食指指向该物体吗？

7. 当孩子对某样东西感兴趣时，他会用食指指向该物体吗？

8. 你的孩子能恰当地玩一些小玩具（如汽车、积木）吗（不是咬、丢、扔等）？

9. 你的孩子会拿着某件东西走到你的面前并向你展示该物体吗？

10. 你的孩子会用眼睛看你一两秒钟以上吗？

11. 你的孩子对噪音过度敏感吗（例如：塞住耳朵）？

12. 当你看着孩子或对孩子微笑时，他会以微笑回应吗？

13. 你的孩子会模仿你的动作吗（例如：当你做出一个面部表情时，他将模仿）？

14. 他（她）对你叫他（她）的名字有反应吗？

15. 当你指着房间另一边的玩具时，你的孩子会去看它吗？

16. 你的孩子会走路吗？

17. 你的孩子会看你正在看的东西吗？

18. 你的孩子会在他的脸前做一些不寻常的手指动作吗？

19. 你的孩子会试图把你的注意力吸引到他自己的活动上去吗？

20. 你曾经怀疑过你的孩子耳聋吗？

21. 你的孩子明白人家在说什么吗？

22. 你的孩子会不会有时毫无目的地盯着什么东西看？

23. 当你孩子面对不熟悉的东西时会看着你的脸来检查（了解）你的反应吗？

（三）沟通和象征性行为发展量表婴幼儿问卷

沟通和象征性行为发展量表婴幼儿问卷（Communication and Symbolic Behavior Developmental Scales – Profile：Infant Toddler Checklist，简称 ITC）是由 Wetherby 和 Prizant 于 2002 年编制的，用于 6~24 月龄婴幼儿的沟通和象征性行为发展的筛查。该量

表由24个条目组成，测查婴幼儿在情绪、凝视、交流、手势、发声、词汇、理解和物体使用等方面的发展水平，归为沟通、语言和象征性行为三个因子。

该问卷由父母或直接照顾者填写，每个条目的回答采取0~2的三级评分，"从不"为0分、"有时"为1分、"通常"为2分。部分有计量描述的条目的评分为0~3或0~4的多级评分。

将1~13条得分相加形成社会交流因子分，14~18条得分相加形成言语因子分，19~24条得分相加形成象征行为因子分，将1~24条得分相加形成量表总分。然后将各因子分与总分按照儿童的月龄查划界分表，判断三个因子以及总分是属于"正常"还是属于"可疑"范围。

如果社会交流因子、象征行为因子和总分之一处于"可疑"范围，要进行进一步的发育筛查和孤独症相关检查评定。如果单纯语言因子"可疑"，则3个月后复查，复查结果仍然"可疑"时则做进一步的诊断评估。

该量表各条目内容见附件1-3，月龄划界分见附件1-4。

【附件1-3】 沟通和象征性行为发展量表婴幼儿问卷（ITC）

1. 你能够知道什么时候你的孩子是快乐的、什么时候你的孩子情绪低落吗？（0 从不　1 有时　2 通常）

2. 当你的孩子在玩玩具时，他会不会注意到你有没有在看着他？（0 从不　1 有时　2 通常）

3. 你的孩子会对着你微笑或大笑吗？（0 从不　1 有时　2 通常）

4. 当你用眼睛看着并用手指指向房间另一边的玩具时，你的孩子也会跟着看过去吗？（0 从不　1 有时　2 通常）

5. 你的孩子会让你知道他需要帮助，或者用各种方式告诉你他想要拿一个他无法触及到的东西吗？（0 从不　1 有时　2 通常）

6. 当你没有注意你的孩子时，他会想办法吸引你的注意力吗？（0 从

第一编 早期发现与诊疗

不　1 有时　2 通常）

7. 你的孩子会做一些事情只是为了惹你发笑吗？（0 从不　1 有时　2 通常）

8. 你的孩子会试图让你注意他所感兴趣的东西吗（只是让你去看看这东西，而不是让你对这个东西做什么事)？（0 从不　1 有时　2 通常）

9. 你的孩子会捡起东西并把它拿给你吗？（0 从不　1 有时　2 通常）

10. 你的孩子会向你展示物品吗？（注意：是展示给你看而不是把东西交给你）（0 从不　1 有时　2 通常）

11. 你的孩子会向别人挥手打招呼吗？（0 从不　1 有时　2 通常）

12. 你的孩子会用手指指东西吗？（0 从不　1 有时　2 通常）

13. 你的孩子会以点头的方式来表示"是的"或"要"吗？（0 从不　1 有时　2 通常）

14. 你的孩子会用声音或者语言来获得他人的注意或帮助吗？（0 从不　1 有时　2 通常）

15. 你的孩子会发出一些双音节的音吗（如 mama, gaga, baibai, bada 等）？（0 从不　1 有时　2 通常）

16. 对于下列音节，你的孩子会发出几个：ma，na，ba，da，wa，la，ya，sa，sha？（0：0 个　1：1~2 个　2：3~4 个　3：5~8 个　4：9 个以上）

17. 你的孩子大约会使用多少个有意义且能够让你听得懂的词（发音不一定正确，但是你可以知道他发出的声音是什么意思)？（0：0 个　1：1~3 个　2：4~10 个　3：11~30 个　4：31 个以上）

18. 你的孩子会把两个词连起来说吗（即说双词句，如"还要饼干"，"爸爸再见"）？（0 从不　1 有时　2 通常）

19. 当你叫孩子的名字时，他会不会有所反应（例如看着你，或转过头来对着你)？（0 从不　1 有时　2 通常）

20. 你的孩子能听懂大约多少个不同的单词和短句？比如："你的肚子在哪里？""爸爸在哪里？""给我球球。""过来这里。"你在说这些话时没有给予任何动作或眼神的指示,孩子仅凭听语言就能作出适当的反应。(0:0个 1:1~3个 2:4~10个 3:11~30个 4:31个以上)

21. 你的孩子有兴趣玩各种各样的物品吗?(0 从不 1 有时 2 通常)

22. 你的孩子会适当地使用大概多少样下列物品(杯子、瓶子、碗、勺子、梳子或刷子、牙刷、毛巾、球、玩具车、玩具电话)?不是简单地敲打、扔丢、咬,而是使用该玩具。(0:0个 1:1~2个 2:3~4个 3:5~8个 4:9个以上)

23. 你的孩子能堆起几块积木(或者套环)?(0:1块 1:2块 2:3~4块 3:5块以上)

24. 你的孩子会玩假扮性游戏吗(比如:给玩具娃娃喂食,哄洋娃娃睡觉,把玩具动物放进玩具汽车里)?(0 从不 1 有时 2 通常)

【附件1-4】 ITC各月龄划界分表

月龄	鉴别	社会交流	言语	象征行为	总分
6月	正常	8—26	2—14	3—17	13—57
	可疑	0—7	0—1	0—2	0—12
7月	正常	8—26	2—14	3—17	14—57
	可疑	0—7	0—1	0—2	0—13
8月	正常	8—26	4—14	4—17	16—57
	可疑	0—7	0—3	0—3	0—15
9月	正常	9—26	4—14	4—17	18—57
	可疑	0—8	0—3	0—3	0—17
10月	正常	12—26	5—14	5—17	23—57
	可疑	0—11	0—4	0—4	0—22
11月	正常	13—26	5—14	6—17	25—57
	可疑	0—12	0—4	0—5	0—24
12月	正常	14—26	6—14	7—17	28—57
	可疑	0—13	0—5	0—6	0—27

续表

月龄	鉴别	社会交流	言语	象征行为	总分
13月	正常	15—26	6—14	8—17	29—57
	可疑	0—14	0—5	0—7	0—28
14月	正常	16—26	7—14	9—17	33—57
	可疑	0—15	0—6	0—8	0—32
15月	正常	18—26	7—14	10—17	35—57
	可疑	0—17	0—6	0—9	0—34
16月	正常	18—26	7—14	11—17	36—57
	可疑	0—17	0—6	0—10	0—35
17月	正常	18—26	7—14	11—17	37—57
	可疑	0—17	0—6	0—10	0—36
18月	正常	18—26	8—14	11—17	38—57
	可疑	0—17	0—7	0—10	0—37
19月	正常	18—26	8—14	11—17	38—57
	可疑	0—17	0—7	0—10	0—37
20月	正常	19—26	8—14	12—17	39—57
	可疑	0—18	0—7	0—11	0—38
21月	正常	19—26	9—14	12—17	40—57
	可疑	0—18	0—8	0—11	0—39
22月	正常	19—26	9—14	12—17	40—57
	可疑	0—18	0—8	0—11	0—39
23月	正常	19—26	9—14	13—17	42—57
	可疑	0—18	0—8	0—12	0—41
24月	正常	19—26	10—14	13—17	42—57
	可疑	0—18	0—9	0—12	0—41

第三节　早期就诊

一、延迟就诊的主要原因

为什么大多数孤独症儿童的父母在孩子 18 个月左右就意识到孩子的行为异常，但是往往要到 3 岁以后才能被诊断？原因可能有以下几个方面。

（一）症状不典型

3 岁以下孤独症孩子的症状往往不典型，通常不能满足现有诊断标准，而到 3 岁以后症状就变得非常典型，很容易诊断。

当症状不典型而难以肯定诊断时，医生虽然高度怀疑孩子有孤独症的可能，但一般不会给出明确的诊断，而会使用"孤独症倾向"等含糊的词语进行表述。

（二）专业医生缺乏

目前在国内，熟悉孤独症治疗技术的主要是儿童精神科专业的医生，其他有机会经常接触到患儿的儿科或儿童保健医生，还不大了解这一疾病，所以容易误诊。由于儿童精神科医生严重缺乏，加之人们对看精神科一般心存顾虑，造成孩子不容易获得早期就诊的机会。

（三）认识不够

由于家长们普遍对孤独症不甚了解，即使看了专科医生，被怀疑或诊断为孤独症，有的人也不愿意接受医生的诊断，或者四处奔波，希望到大医院找名医下个结论。如此，就难以早期确诊孤独症，导致孤独症孩子的治疗干预时间推后一两年以上。

二、家长的注意事项

为了尽早发现、及时确诊与干预，使孤独症患儿能够得到较好的康复效果，建议家长们注意以下几点。

1. 了解一般儿童在各年龄阶段的语言和社会交往发展情况，通过比较，便能够识别孤独症的一些早期征象。

2. 一旦发现孩子在语言或社会交往方面与一般儿童不同，应该寻求具备专业知识和技术能力的相关医生对孩子的发育进行评定，咨询有无孤独症的可能。

3. 如果怀疑孩子有孤独症的可能，需要带孩子找儿童精神科医师，或者找经过专门训练、具有本病诊断经验的发育行为儿科医师进行诊断。

4. 如果儿童精神科或发育行为儿科医师诊断孩子为孤独症或高度怀疑本病，不要抱着侥幸的心理等待，而要采取措施及时干预，促使孩子朝着正常方向发展。有些家长为了"确诊"到处就医，反而可能耽误了治疗的最佳时机。其实，如果孩子已表现出言语或社交行为异常，即使不是孤独症，哪怕是属于语言发育障碍或智力发育落后，也要尽早干预。干预的方法与孤独症有许多共同之处。这种情况下，贴什么诊断标签实际上不那么重要。

（万国斌）

第三章

临床评估与诊断

孤独症的诊断缺乏实验室指标和特殊检查的证据，主要依据病史和行为观察获得的临床资料，诊断过程具有主观经验性。不同医生关注的焦点可能不同，这会导致诊断结果的不一致。各种行为量表的使用可以提高医师之间资料收集的一致性，诊断标准的应用能够规范医师的诊断过程，提高不同医师诊断的一致性。

第一节 临床评定量表

目前国外用于孤独症临床评定的量表种类较多，多数用于收集症状与进行症状严重程度的评定，少数量表能够协助医师进行临床诊断。目前国内使用的量表都是从国外引进的，以下是常用的几种。

一、孤独症行为量表

孤独症行为量表（Autism Behavior Checklist，简称 ABC）由 Krug 于 1978 年编制，是国内外应用较普遍的孤独症筛查量表，由父母或共同生活两周以上的人填写，操作简单方便。该量表包含 57 个条目，归为感觉（S）、交往（R）、躯体运动（B）、语言（L）和生活自理（S）五个因子，评定儿童这几方面是否异常。

结果评定：每个条目分别归属于不同因子，先采取"是"与"否"回答，回答"是"以后，再根据每个条目诊断价值的高低给予1~4分的得分。各条目得分累加形成量表总分。筛查划界分为57分，诊断划界分为67分。该量表的结构受填写者的主观影响比较大。实用年龄范围为从8个月到28岁，但是在实际应用中发现，对于3岁以下小年龄阶段对象评定结果往往欠可靠。

二、儿童孤独症评定量表

儿童孤独症评定量表（Childhood Autism Rating Scale，简称CARS）由E. Schopler等编制（1980年），是一个由专业人员操作的评定量表，根据父母和病史记录提供的信息、现场行为观察等进行评价。评分时需要将被评儿童的行为与正常儿童的行为进行比较，然后作出评分。因此，评定前需要熟悉正常儿童的行为发展情况，对于量表中每个条目所评定的内容要准确把握；评定过程中要详细了解被评定儿童的各种具体情况，这样才能比较正确地评定。

量表包含与人的关系、模仿、情绪反应、躯体活动、对玩具等物品的使用、适应变化、视觉反应、听觉反应、味觉、嗅觉、触觉及运用、恐惧和不安、言语沟通、非言语沟通、活动程度、智能反应的水平和一致性、总体印象等15个条目。每个条目的评分采用1~4的4级评分：1分正常；2分轻度异常；3分中度异常；4分重度异常。在两个评分等级之间还可以给一个半分的等级，如某个行为表现介入正常与轻度异常之间时给予0.5分。所以，实际评分等级为七级。在评定异常行为的严重等级时，要从行为性质、强度、频度和持续时间等多方面考虑，量表手册对每一级别的评分都给予具体的描述。

结果评定：将15个条目得分累加形成量表总分。总分低于30分表示非孤独症；30~35分，并且高于3分的项目少于5项，评定为轻中度孤独症；总分大于等于36分，并且至少有5项评分高于3分，评定为重度孤独症。该量表是一个比较好的孤独症症状评定量表，它由专业人员操作，客观性比较高，是临床医师诊断孤独症时最常用的辅助工具。

三、孤独症诊断访谈检查

孤独症诊断访谈检查（Autism Diagnostic Interview - Revised，简称 ADI - R）由 M. Rutter 等在 ADI 的基础上修订（1989年，1994年），是一种定式检查而非量表。由93个条目组成，归属于语言与沟通、社会互动、刻板行为方式这3大孤独症症状类别。内容包括以下8个方面：①家庭情况、教育情况、以前的诊断和治疗情况等背景性资料；②总体行为表现；③早期发展和关键性指标的出现年龄；④语言发展和语言或其他技能的丧失；⑤当前的语言和交流功能；⑥社会性发展和游戏；⑦兴趣和行为；⑧攻击性行为、自伤和可能的抽搐性表现等相关的临床表现。

ADI - R 的适用年龄是满2岁以上的儿童与成人。整个操作与评分过程由经过严格训练的临床医生对儿童照顾者作访谈的形式进行评定，一般需要90分钟到150分钟。结果评定不是提供数量化量表分，也没有常模比较。它的结果是提供一个诊断类别，以确定孤独症之诊断；确定孤独症患者的临床类型，以指导临床治疗和训练干预；用于鉴别孤独症与其他发育性障碍。

该检查也是目前国外广泛应用的方法之一，被认为是诊断孤独症的金标准。国内经过培训具有检查资质的人员很少，近年来陆续有少数医师在接受该检查方法的培训。

四、孤独症诊断观察量表

孤独症诊断观察量表（Autism Diagnostic Observation Schedule，简称ADOS）由 C. Lord 等编制，是一种半结构化评估工具，适用于2岁以上的任何年龄范围。由经过专门训练的检查者在标准化的活动情境下观察被检查者的行为，整个操作时间为35分钟至40分钟。

ADOS根据被评定者的能力水平与年龄的不同，设置不同的活动与之发生互动，透过这些活动，检查者可以观察儿童所表现的与诊断广泛性发育障碍有关的社会化行为和交流行为。

检查者对观察到的儿童行为进行记录，然后编码并进行诊断。该检查提供两个划界分：一个是诊断广泛性发育障碍的划界分；一个是诊断孤独症的划界分。该检查在国外广泛应用于孤独症的临床诊断，与 ADI－R 一样，被认为是诊断孤独症的另一个金标准。

第二节　临床诊断

一、诊断程序

对于孤独症，目前仍缺乏具有诊断意义的阳性特殊检查结果，诊断的确立主要依赖临床现象的描述性资料。因此，病史收集、对患者的精神检查，在诊断中的作用非常重要。孤独症的诊断必须由儿童精神科医师或受过专门训练的发育行为儿科医师承担，以保障正确性。

（一）病史收集

首先是与孤独症有关的临床症状的收集，包括社会交往、言语与沟通、刻板狭窄的兴趣与行为模式3大临床症状方面的行为表现；其次是生长发育史，包括语言发育、运动发育、生活自理以及认知等方面的发展进程，学习兴趣与学习成绩，家庭生活环境和社会交往环境，父母养育方式；第三是个人疾病史，包括母孕期和分娩期异常情况，儿童早期的营养、疾病史；第四是家族史，包括父母两系三代有无孤独症、心理发育障碍、人格障碍和神经精神疾病史，直系亲属的个性特点等。

（二）精神检查

由于孤独症儿童缺乏语言功能或语言交流困难，社交互动性不好，检查时往往不合作，很难通过交流来了解其内心世界。因此，在进行精神检查时以行为观察为主，言语交流的地位相对次要。对行为的观察除了在自然环境下进行以外，最好是采取定式或半定式的方法。每个医生可以根据自己的经验，采用适合自己的检查程序，设置一些特定环境和特定活动，观察儿童的社会互动、眼光对视、对人的反应、对环境与玩具的反应、注意状态、情绪调节、特殊行为和兴趣、自发言语表达和特殊言语表现、躯体活动和运动协调等等方面的行为表现。在进行智力和发育测验时的行为表现也应当记录下来。

（三）体格检查与神经系统检查

重点是发现有无躯体发育异常体征，神经系统检查有无各种阳性体征，包括软体征。

（四）特殊实验室检查

目前没有特殊检查和实验室检查帮助诊断孤独症，但是仍有必要做一些特殊检查，主要目的是与其他疾病进行鉴别，发现有无特殊的脑结构或脑功能异常，这会有助于指导治疗。脑电图检查排除有无脑部癫痫波，CT、MRI等影像学检查排除有无脑部结构发育异常。诱发电位检查可以了解听觉与视觉通路的传导功能，甚至发现对特殊声音的反应。功能磁共振以及正电子发射断层扫描（PEP）对了解脑部的功能状况有意义。染色体与基因检查用来排除特殊遗传学异常。随着医学科技的发展，基因研究水平的提高，进行孤独症的基因诊断将是未来的发展方向，目前已经发现一些孤独症的致病基因。代谢功能检查用来排除先天性代谢性疾病。

（五）心理量表评定

除了进行有助于孤独症诊断的心理量表评定以外，还应就鉴别诊断、了解儿童更全面的心理行为特点进行心理量表评定，包括儿童的心理发展水平、感知觉特点、运动协调能力、执行功能等方面，具体测验包括发育与智力测验、感觉统合功能评定、运动功能量表、执行功能检查等。

（六）鉴别诊断

在诊断广泛性发育障碍以前，要排除语言发育障碍、智力障碍、儿童精神分裂症等其他精神疾病和发育障碍。在诊断广泛性发育障碍后，要区分是典型孤独症、非典型孤独症、阿斯伯格综合征、Rett综合征和Heller综合征。

二、孤独症的诊断标准

(一)《中国精神疾病诊断与分类·第三版》(CCMD-Ⅲ)的孤独症诊断标准

1. 症状标准　在下列(1)、(2)、(3)中至少存在7项异常,且(1)中至少有2项异常、(2)和(3)中至少各有1项异常。

(1) 人际交往存在质的损害:①孤独,对集体游戏缺乏兴趣,不能对集体的欢乐产生共鸣;②缺乏交往的技巧,不能建立伙伴关系;③自娱自乐,与环境缺少交往,缺乏相应的观察和应有的情感反应(包括对父母);④眼神交流、面部表情、社交手势、躯体姿势等显著受损;⑤不会做扮演、想象和模仿社会的游戏;⑥不会寻求同情和安慰,也不会关心和安慰别人。

(2) 言语交流存在质的损害,主要为语言运用功能的损害:①口语发育延迟或不会使用语言表达,且不用肢体语言代替;②语言理解明显受损,常听不懂指令,不会表达需要与痛苦,很少提问,对别人的话也缺乏反应;③学习语言有困难,但常有无意义的模仿言语或反响式言语,应用代词混乱;④经常重复使用与环境无关的言辞或不时发出怪声;⑤有言语能力的患儿,不能主动与人交谈、维持交谈及应对简单;⑥言语的声调、重音、速度、节奏等方面异常,如说话语调缺乏抑扬顿挫,言语刻板。

(3) 兴趣狭窄和活动刻板、重复,坚持环境和生活方式不变:①兴趣局限,常专注于某种或多种模式,如旋转物体、广告词等;②活动过度,来回走动、奔跑、转圈等;③拒绝改变刻板重复的动作或姿势,否则会出现明显的烦躁和不安;④过分依恋某些气味、物品或玩具的一部分；⑤强迫性地固执于特殊而无用的常规或仪式性动作或活动。

2. 严重程度标准　社会交往功能受损。

3. 病程标准　通常起病于3岁以内。

4. 排除标准　排除 Asperger 综合征、Heller 综合征、Rett 综合征、特定感受性语言障碍和儿童精神分裂症。

（二）《国际疾病分类第十版》（ICD-10）的孤独症诊断标准

1. 3岁前出现功能发展异常或障碍　下列三项中至少有一项异常：①社交沟通情境下之理解性或表达性语言；②选择性社交依恋或交互社会互动；③功能性或象征性游戏。

2. 社会互动方面质的障碍　下列四项至少存在两项：①不会适当地使用注视、脸部表情、姿势等肢体语言以调整社会互动；②未能发展和同伴分享喜好的食物、活动、情绪等有关的同伴关系；③缺乏社会情绪的互动关系，而表现出对别人情绪的不当反应，或不会依社会情境而调整行为，或不能适当地整合社会、情绪与沟通行为；④缺乏分享别人的或与人分享自己的快乐。

3. 沟通方面质的障碍　下列四项至少存在一项：①语言发展迟滞或没有口语，也没有用非口语的姿势表情辅助沟通的企图；②不会发动或维持一来一往的交换沟通信息；③用固定、反复或特异的方式使用语言；④缺乏自发性装扮的游戏或社会性模仿游戏。

4. 狭窄、重复、固定僵化的行为、兴趣和活动　下列四项至少存在一项：①执著于重复狭窄的兴趣；②强迫式地执著于非功能性的常规或仪式；③刻板重复的身体动作行为，如手指扑动或扭转、复杂的全身动作等；④对物品的部分或玩具无功能的成分的执著。

5. 各种疾病的符合标准　①当2、3、4合计至少六项存在，同时符合1的标准，诊断为典型孤独症；②当1项发病年龄不符合标准，2、3、4合计少于六项标准，诊断为非典型孤独症。

(三) 美国《精神障碍诊断和统计手册第四版》（DSM-Ⅳ）的孤独症诊断标准

1. 症状标准　下列（1）、（2）、（3）之下症状至少符合六条。

(1) 人际交往存在质的损害：以下四项至少存在两项：①眼神交流、面部表情、社交手势、躯体姿势等多种非言语交流行为显著受损；②不能建立适合年龄水平的伙伴关系；③缺乏自发地寻求与他人共享快乐、兴趣和成就的表现，例如不会向他人显示、携带或指向感兴趣的物品；④与人的社会交往或感情交往缺乏，例如不会主动参与游戏活动，喜欢独自玩耍。

(2) 言语交流存在质的损害：下列四项至少存在一项：①口语发育延迟或完全缺乏，且没有用其他交流形式例如身体姿势和哑语来代替的企图；②有言语能力的患儿，缺乏主动发起或维持与他人对话的能力；③语言刻板、重复或语言古怪；④缺乏适合年龄水平的象征性游戏或模仿性游戏。

(3) 行为方式、兴趣和活动内容狭窄、重复和刻板：下列四项至少存在一项：①沉湎于一种或多种狭窄和刻板的兴趣中，在兴趣的强度或注意集中程度上是异常的；②固执地执行某些特别的无意义的常规行为或仪式行为；③刻板重复的装相行为，例如手的挥动、手指扑动或复杂的全身动作；④持久地沉湎于物体的部件。

2. 年龄标准　在 3 岁以前至少存在下列一方面的发育延迟或异常：(1) 社会交往；(2) 社交语言的运用；(3) 象征性或想象性游戏。

3. 排除标准　排除 Rett 综合征、童年瓦解性精神障碍。

（万国斌）

第四章

药物治疗与其他医学干预

由于孤独症的病因和病理生理机制尚未彻底查明，因此，目前尚未取得有效的针对病因的治疗方法。总的来说，本病的治疗主要包括康复训练、特殊教育、针对某些症状的药物治疗以及其他医学干预。

本章主要介绍药物治疗和其他医学干预方法。

第一节 药物治疗

临床实践表明，药物治疗对于控制孤独症患者的行为和情绪症状、改善注意力和睡眠障碍是行之有效的，对于合并存在的癫痫等躯体疾病，药物治疗往往也不可缺少。这些症状及合并症的控制与改善，有利于康复训练及特殊教育的开展，能够促进和巩固训练及教育效果，还可间接改善社会交往和言语沟通障碍，提高患者及其家庭的生活质量。

一、药物治疗原则

药物治疗既要考虑各类药物的适应证，还要了解它们的禁忌证、不良反应、相互作用等有关注意事项，需要遵循以下原则。

1. 在专业医生的严格指导下使用药物。

2. 药物的选择要建立在症状分析的基础上，对症是关键。主要针对严重的行为问题、情绪障碍、注意缺陷、睡眠障碍以及伴发的癫痫等躯体疾病。

3. 选择药物前需对患者的躯体状况、家族史、既往史、用药史（包括药物过敏史）有全面的了解。

4. 争取患者家人的配合，应对药物治疗的目的、意义、可能的疗效以及副作用予以详细说明。

5. 用药剂量应个体化，注意年龄、体重等因素。一般从小剂量开始，逐步加量。

6. 对药物治疗的效果应有一个观察期。如果在4周内没有反应，以后也可能不会有效果，应考虑换用其他药物。如果治疗有效，一般应维持2~6个月，然后逐渐停药1~2个月，以进行综合评价，决定下一步是否继续使用。

7. 治疗期间应密切观察药物不良反应，发现问题及时解释、处理，必要时减量、停药。

二、常用药物

（一）抗精神病药物

此类药物主要针对孤独症患者的行为问题：可减少冲动、攻击、自伤、多动及刻板行为，有些药物还能改善强迫性行为；对情绪也有影响，可减少暴怒，使情绪波动性降低，易于平静；还有改善睡眠的作用，使入睡时间缩短，睡眠时间延长；行为障碍减轻，情绪相对平稳，可间接地对社会交往产生良性影响。

1. 氟哌啶醇（haloperidol） 是一种传统的抗精神病药物，也是有关孤独症治疗研究较多的药物，既有短期疗效的研究也有长期疗效的研究。能够有效改善行为症状，控制情绪波动。

儿童患者宜由小剂量开始，每天 1mg，以后每 3 天增加 1mg，高剂量可达每天 12 mg 左右，分 2 到 3 次服用。

临床上常常见到明显的椎体外系副作用，所以要慎用。由于副反应较大，限制了这一药物的广泛应用。

2. 利培酮（risperidone） 是用于治疗孤独症的非典型抗精神病药物的代表，经 FDA 批准用于孤独症治疗。研究最为广泛，不仅有众多的开放性研究，也有大量的双盲安慰剂对照研究。大多数研究认为，对孤独症自伤、攻击和破坏性行为有效，在孤独症的治疗中越来越受到重视。

青少年患者由小剂量开始，每天 0.5mg，以后每 3 天增加 0.5mg，高剂量可达每天 3 mg 左右，小剂量时每晚顿服，大剂量时可分 2 次服用。

本药有口服液制剂，对服药困难、难以合作，尤其是年龄较小的患儿，使用较为方便。还可以与白开水、果汁同服。服用剂量可从 0.2ml 起，视症状变化可逐渐增加。

该药副反应相对较少、较轻。对内分泌系统有影响，可能使成年女性出现月经不调、闭经、泌乳、乳腺增生，成年男性出现乳腺发育、勃起及射精障碍。

3. 奥氮平（olanzapine） 是仅次于利培酮，在治疗孤独症方面研究最多的非典型抗精神病药物。能够有效改善患者的冲动、攻击、自伤等行为障碍，也可控制暴怒、嚎哭等情绪症状。

青少年患者由小剂量开始，每天 2.5mg，以后每 3 天增加 2.5mg，最高剂量可达每天 10 mg 左右，可每晚顿服。

副反应较少，相对更为安全。容易出现的副反应是食欲增强、体重增加，长期使用可能使血糖升高。

4. 阿立哌唑（aripiprazole） 为多巴胺受体激动剂，是近年来被 FDA 批准用于治疗儿童和青少年（6~17 岁）孤独症的另一种非典型抗精神病药，对易激惹等情绪症状和多动、冲动等行为障碍疗效明确。

口服初始剂量 5~10 mg，有效治疗剂量 10~30 mg，每天 1 次。

常见不良反应是过度镇静及锥体外系副作用，一般比较轻微，对症处理或减少剂量后能够缓解。治疗初期也可能出现头痛、恶心、呕吐、焦虑、失眠等不良反应，持续时间一般不超过 1 周。

5. 其他　如齐拉西酮（ziprasidone）和奎硫平（quetiapine），在治疗孤独症方面对此二药也有一些初步的探讨，对控制冲动、攻击等行为问题有一定疗效。这两种药物的最大特点是体重增加副作用少见、轻微，较为适合体重偏重的患者。

齐拉西酮可引起心电图改变，如 QT 间期延长，使用时应定期检查心电图。奎硫平较为常见的副作用是嗜睡、乏力、头晕、头痛、口干、便秘等，一般不重。

（二）抗抑郁药物

抗抑郁药物治疗也主要针对患者的情绪和行为问题。与抗精神病药物重在减轻情绪的波动性和易激惹性不同，抗抑郁药物主要是提升情绪的基础水平，改善心境，这样行为也会朝着良性方向发展，刻板、冲动、攻击、自伤等问题行为随之减少。还有人认为，孤独症患者的兴趣范围狭窄和重复行为类似于强迫症的强迫观念和强迫行为，可以采用治疗强迫症的方法，某些抗抑郁药物有此功能。

结合疗效和安全性考虑，目前适宜于孤独症治疗的抗抑郁药物主要是选择性 5-羟色胺回收抑制剂（SSRIs），这类药物总体上副作用轻微，安全性较高。不宜与单胺氧化酶抑制剂合用。常用品种如下：

1. 舍曲林（sertraline） 有抗抑郁和抗强迫效果，还有明确的抗焦虑作用。是目前美国 FDA 批准用于儿童青少年强迫障碍治疗的唯一 SSRIs 品种。

青少年患者治疗剂量可由 25 mg/天开始，逐渐加到 100～200mg/天。

2. 氟西汀（fluoxetine） 是 SSRIs 的典型代表，有抗抑郁和抗强迫效果。

青少年患者起始剂量可由 10 mg/天开始，逐渐加至治疗量（20～40mg/天）。对强迫症状的治疗可能需要 60 mg/天。

3. 西酞普兰（citalopram） 有抗抑郁和抗焦虑作用，也有改善强迫症状的功效。

青少年患者可由 10 mg/天开始，逐渐加至 20～60mg/天。

4. 氟伏沙明（fluvoxamine） 作用与其他 SSRIs 类药物大同小异。

青少年患者起始剂量为 50 mg/天，逐渐加量，最大剂量不超过 300 mg/天。大剂量时宜分次服用。

（三）其他药物

1. 哌醋甲酯（methylphenidate） 是治疗注意缺陷与多动障碍（儿童多动症，ADHD）的中枢神经兴奋剂，能有效控制多动和冲动行为，增强注意力。可用于治疗孤独症患者在青春期前常常表现出的多动和注意缺陷。用量为 10～40mg/天，单次或分 2 次服用，但不宜安排在下午 4 点之后。

不良反应可有失眠、兴奋、心悸、焦虑、厌食、口干等，长期服用可产生耐受性和依赖性。癫痫、高血压、青光眼患者禁用。

2. 托莫西汀（atomoxetine） 是新一代治疗 ADHD 的非中枢神经兴奋剂类药物，与传统的中枢神经兴奋剂相比，具有疗效相当、安全性好、不良反应少的优点。初步研究发现，本药对孤独症患者的多动症状有一定效果。

3. 纳曲酮（naltrexone） 是一种阿片受体拮抗剂，基于本病的阿片类物质理论而用于治疗。可减轻多动、冲动、刻板和自伤行为，增加眼对视及社交行为。治疗剂量为每公斤体重 0.5~2mg/天。

不良反应可见睡眠困难、焦虑、易激动、腹痛、恶心、关节肌肉痛、头痛、心悸、皮肤瘙痒、痤疮、疲倦、不安等。

4. 可乐定（clonidine） 是一种 α-肾上腺素受体激动剂，一定程度上能减轻孤独症的冲动、刻板和多动行为。治疗剂量为 0.15~0.2 mg/天。

不良反应可有口干、嗜睡、头晕、便秘、镇静、疲乏等。

5. 抗惊厥药物（Anticonvulsants） 用于孤独症治疗的主要有丙戊酸盐（valproate）和卡马西平（carbamazepine）。除了控制合并存在的癫痫外，这两种药物还有情绪稳定剂的作用，能控制冲动、对抗、自伤和攻击行为。

6. 心得安（propranolol） 是一种 β-受体阻滞剂（β-blocking agents），有阻滞肾上腺素受体或拟交感的作用，是防治心绞痛的有效药物。对于孤独症患者，能控制情绪激动、哭闹不安、紧张恐惧、自伤行为等。服药初始阶段可有轻度不适和瘙痒感。禁用于支气管哮喘患者。

7. 针对脑功能发育迟滞的药物 孤独症儿童约有 60%~70% 智力水平及生活自理能力低下，对这类症状，可选用促进大脑功能的药物，以改善认知功能，提高智力水平。常用药物包括脑复康（吡拉西坦）、r-氨酪酸、脑复新（吡硫醇）、石杉碱甲、脑血管扩张剂（麦角隐亭、尼莫地平）、脑蛋白水解物、神经生长因子等。

需要强调的是，任何药物治疗都有个体差异。同样症状服用相同剂量的同一种药物，不同患者临床效果可能完全不同，有些疗效显著，有些可能疗效甚微。加之用于孤独症治疗的各种药物大多处于探索阶段，实际应用中需要边治疗、边观察，根据患者的治疗反应，适时调整药物种类和药物剂量。

表1-4-1总结了针对孤独症各种症状的药物选择，供医生和家属参考。

表1-4-1 孤独症对症治疗的药物选择

靶症状	药物
多动行为	利他灵、托莫西汀
冲动行为	非典型抗精神病药：利培酮、奥氮平、齐拉西酮、奎硫平； α-肾上腺素受体激动剂：可乐定； 阿片受体拮抗剂：纳曲酮
刻板行为	选择性5-羟色胺回收抑制剂：氟西汀、舍曲林、西酞普兰、氟伏沙明； 非典型抗精神病药：利培酮、奥氮平、齐拉西酮、奎硫平
攻击、自伤行为	非典型抗精神病药：利培酮、奥氮平、阿立哌唑、齐拉西酮、奎硫平； β-受体阻滞剂：心得安； 抗惊厥药物：丙戊酸盐、卡马西平； α-肾上腺素受体激动剂：可乐定
焦虑等情绪症状	非典型抗精神病药：利培酮、奥氮平、阿立哌唑、齐拉西酮、奎硫平； 选择性5-羟色胺回收抑制剂：舍曲林、西酞普兰、氟伏沙明； α-肾上腺素受体激动剂：可乐定

摘自：J K. Buitelaar; S H. N. Willemsen – Swinkels. Autism Current Theories Regarding its Pathogenesis and Implications for Rational Pharmacotherapy. Paediatr Drugs 2000 Jan – Feb; 2 (1): 67 – 81.

第一编 早期发现与诊疗

第二节 其他医学干预

孤独症药物治疗以外的其他医学干预主要包括饮食治疗、音乐治疗、物理治疗及中医针灸按摩治疗等。这些方法大多处于试验、探索阶段,疗效主要来自于个案报道或经验介绍,少有大样本的随机对照研究,因此并不能确保对每位患者都有很好效果。本节对目前较为常用的干预方法进行概要介绍,供相关专业人员和患者家属参考,以便根据患者具体情况进行选择。

一、营养物质和生物活性物质的补充

食物中的糖、脂肪、蛋白质、维生素、无机盐、水和纤维素七大类,通常被称为营养素,即营养物质。它们经过新陈代谢,转化为构成人体的物质和维持生命活动的能量,对维持人体的物质组成和生理功能必不可少。

生物活性物质是指对人类高级生命活动具有调节功能的生理活性成分,能作用于生物体、组织和细胞,产生生理活动改变的效应。

(一)补充维生素和矿物质

不少孤独症患者食谱狭窄甚或严重偏食,长期下去可能导致营养失衡,进而影响身体的生长、代谢和生理功能。例如,海藻类富含碘,如果进食过少,体内碘含量过低,不仅影响身体的生长,还会导致智力发育低下,出现呆小症。这是饮食失衡导致身体发育和心理发展障碍的一个典型例证。又如,消化酶是一种生物活性物质,如果体内数量不够或活性不高,不能将进入体内的食物完全分解,就可能导致消化不良,使营养物

质不能完全被吸收。有鉴于此，对于孤独症患者的饮食和营养状况需要格外关注，必要时合理补充维生素和矿物质。

1. 维生素的作用　维生素是维持人体生理活动必需的一类有机物质，具有如下特点：

（1）均以维生素原的形式存在于食物中。

（2）主要作用是参与机体代谢的调节，不是构成机体组织和细胞的组成成分，也不会产生能量。

（3）大多数机体不能合成或合成量不足，必须经常通过食物获得。

（4）人体需要量很小，日需要量常以毫克或微克计算，一旦缺乏就会引发相应的维生素缺乏症。

2. 矿物质的作用　矿物质和维生素一样，也是人体必需但自身却无法产生、合成的物质，必须通过食物摄取。人体内约有50多种矿物质，其中有20种左右是构成人体组织、维持生理功能、生化代谢所必需的。

矿物质缺乏也会引起生理功能障碍，包括出现神经系统症状。如钾缺乏可导致神经传导异常，感知觉迟钝，发育不良；镁缺乏可导致神经活动过于敏感；碘缺乏可导智力发育障碍；钼缺乏可出现躁动不安的表现，等等。

3. 补充方法　由于这些物质必须通过摄取食物而获得，因此，日常饮食中需要保证蔬菜、水果、肉类等富含维生素和矿物质食品的足量、均衡供给。最好食用新鲜蔬菜和水果，因为通过一次碾磨榨汁之后，蔬菜和水果中的维生素和矿物质可能损失过半；而一般商店销售的成品，通过灭菌处理，维生素和矿物质的损失更大。

现有研究结果表明，多种维生素和矿物质的补充能使孤独症儿童在睡眠、胃肠道功能等方面得以改善。这类物质的补充剂量一般依个体而定,有条件者可到专业机构检测,以决定补什么、补多少。

4. 特别说明　在补充维生素和矿物质的探究中,大剂量维生素 B_6 和镁尤为引人瞩目。这方面的研究相对较多,其中不乏双盲安慰剂对照研究。有研究发现,将近一半患者能从补充大剂量的维生素 B_6 和镁中得到症状的改善。这种效果的具体机理还不明了,可能与某些重要的神经递质(如 5 - 羟色胺和多巴胺)的合成有关。

按体重公斤计算,维生素 B_6 的推荐剂量为每公斤体重 6 毫克,镁的剂量是其一半。最好由小剂量起始,在两个月内逐渐加到推荐剂量。这两种物质的补充一般不会出现严重不良反应,但大剂量维生素 B_6 可引起一过性外周神经病,如手指和脚趾感知觉缺失,停用后可恢复。

(二) 补充必需脂肪酸

脂肪酸是人体的建筑材料,存在于每一个细胞膜之中,人类大脑的 60% 左右是由其构成的。那些人体必需又不能自身合成,只能通过摄入才能获得的脂肪酸称必需脂肪酸,约占大脑的 20%。必需脂肪酸能促进核酸、蛋白质生成,促成神经突触生长、分化、成熟,有助于神经传导,对婴儿生长发育,尤其是神经系统发育,起着重要作用。必需脂肪酸缺乏可影响大脑发育,出现神经功能紊乱,并导致情绪和行为等方面的问题。

必需脂肪酸可分成两类,即欧米伽 3 (omega - 3 fatty acids),也叫亚麻酸;欧米伽 6 (omega - 6 fatty acids),也叫亚油酸。亚油酸可在体内合成花生四烯酸、γ - 亚麻酸等,花生四烯酸广泛存在于神经组织之中,尤其是神经末梢,是大脑和智力发育的重要物质。同样，亚麻酸能在体内合成二十碳五烯酸（EPA）和二十二碳六烯酸（DHA），后两者同样是大脑发育的重要物质。

母乳中富含必需脂肪酸，因此应大力提倡母乳喂养。此外，必需脂肪酸广泛存在于动植物体内。天然植物性食物，如籽类、坚果等，可供给人体必需脂肪酸。冷水海洋鱼类中必需脂肪酸含量丰富，尤其是含高脂肪的鱼类，如野生的大马哈鱼、凤尾鱼、鲱鱼、鲑鱼和沙丁鱼等。某些由动植物所制成的营养品，如鱼肝油等，是补充必需脂肪酸很好的选择。一般来说，推荐的剂量是每天每公斤体重20~60毫克亚麻酸，亚油酸的补充量为亚麻酸的1/4。对年龄小的儿童应补充富含DHA的油，对年龄较大的儿童宜补充富含EPA的油。

研究发现，孤独症儿童与正常同龄儿童比较，体内特定种类的必需脂肪酸含量低。还有研究发现，补充必需脂肪酸以后，孤独症儿童的言语功能和学习技能显著提高，多动行为有所减轻。这类物质的补充，一般需在六个月后才可能见到效果。

（三）补充消化酶

人们摄入的食物，在消化道经过各种消化酶的作用，将其中的大分子分解为小分子，以利于营养物质的吸收。各种营养物质都有其相应的消化酶，不同的酶又有赖于不同的蛋白质、碳水化合物和脂肪等原料的合成。

相当多的孤独症患者在发育早期有肠道问题，可能为特定消化酶的浓度或/和活性低，对此可适当补充相应的消化酶。全面检测大便能发现是什么食物消化不良，从而考虑补充什么样的消化酶。蛋白质消化不良需要补充蛋白酶，脂肪消化不良需要补充脂肪酶，碳水化合物消化不良需要补二糖酶（disaccharidases）等。

（四）补充氨基酸

氨基酸是合成蛋白质的原料。食物中的蛋白质完全消化时，由消化酶将长链蛋白质分子分解为多肽和单个氨基酸，以利于身体吸收。被吸收的蛋白质是合成身体重要物质的材料，如神经递质、激素、酶、抗体、免疫球蛋白和谷胱甘肽等。如果体内蛋白质含量过低，必然影响到以上物质的合成，从而损害相应的生理功能。

孤独症患者有偏食倾向，摄入的食物中蛋白质含量可能过低；有些孤独症患者存在消化功能障碍，不能将蛋白质分解为氨基酸，因而难以吸收；还有些孤独症患者存在家族性氨基酸代谢障碍。以上任何一种情况都会导致体内氨基酸缺乏。

体内氨基酸含量在禁食 10 小时后可通过血液检测，在禁食 24 小时后可通过尿液检测。如果证实体内氨基酸含量过低，首先要确保饮食中有足够的蛋白质；其次要留意消化酶的含量和活性是否正常，是否能够将蛋白质完全消化，分解为氨基酸。在排除以上两种情况的影响后，可考虑补充游离形式的氨基酸，即以分子形式存在、不需要消化的氨基酸。

（五）补充褪黑激素

褪黑激素是人体在夜晚自然分泌的一种内分泌激素，有调节睡眠的作用。

许多孤独症患者存在睡眠问题，包括入睡困难，易醒，早醒。这些问题有的可能与肠道功能失调有关，在肠道问题解决以后，睡眠可以逐渐改善。如果睡眠问题持续存在，应考虑褪黑激素的影响。

日光照射下，甚至是夜晚的灯光照射，都可能使褪黑激素分泌明显减少，所以，首先要限制光源，其次再考虑补充褪黑激素。其用量可由 1 mg/天（儿童 0.5 mg/天）开始，视情况逐步增加至 2～5 mg/天（儿童 1～2 mg/天），晚上 1 次顿服。如果属于夜晚易醒，可选择分次服用。

褪黑激素一般是很安全的，大剂量动物试验未发现明显毒副反应。

（六）饮食调节

不同种类的食物营养物质的含量不尽相同，如蔬菜和水果富含维生素和矿物质，肉食类富含脂肪酸和氨基酸，禽卵类富含蛋白质。无论健康人还是患者，日常生活中应保持均衡饮食，每天进食 3～4 成的蔬菜，1～2 成的水果，1～2 成的蛋白质。

有些物质摄入过多可能造成不良影响。如血糖急剧上升可导致心烦、注意力不集中；人工色素和味精摄入过多可能引起感觉不适。所以，对孤独症患者来说，应尽量少摄入人造甜味剂、色素、调味品和防腐剂，尽量不食用残留杀虫剂的食物。

以下调节饮食的方法可能有助于改善孤独症的某些症状。

1. 避免致敏性食物　研究表明，相当多的孤独症患者在发育早期存在肠道问题，典型的表现是腹泻。这可能因消化酶缺乏而引起，也可能因食物过敏造成。

最常引起过敏的食物有乳制品、蛋类、含面筋的谷类（小麦、燕麦、裸麦）、豆类（尤其是黄豆）、蔗糖、玉米、酱油、酵母、花生等坚果、人工色素和防腐剂等。常见过敏反应有皮疹，面部、耳部发红，头痛、腹痛、情绪烦躁等，严重者出现过敏性休克。反应时间和强度因人而异。有些过敏反应立即出现，有些在几小时或几天后延迟出现；有些反应轻微，有些反应非常强烈。

如果怀疑患者有食物过敏史，在确定过敏原后，应避免进食这些食物。调查发现，避免致敏食物之后，约一半左右的孤独症患者出现不同程度的症状改善。

2. 限制含面筋和酪蛋白（casein）的食物　面筋广泛存在于小麦、黑麦、大麦、燕麦之中，面食中也以面筋作为调和剂。酪蛋白主要存在于动物乳汁中。面筋和酪蛋白中的缩氨酸如果不能消化成单氨酸，可引起肠道炎症，进入大脑中还会与阿片受体结合，像海洛因或吗啡一样影响人的行为，导致思睡、注意力不集中、攻击和自虐行为。

人类是仅有的成年后还喝奶的动物，也是仅有的喝其它动物奶的动物。但由于人类的消化系统的进化问题，有的人还不能够充分消化麦类和奶品，所以进食面筋和酪蛋白可能造成上述不良反应。

研究发现，孤独症患者尿液中缩氨酸浓度异常，限制摄入面筋和酪蛋白，大多数孤独症患者在数月内病情出现明显改善，多动和刻板行为减轻，社会性交往和学习技能提高。因此，建议本病患者最好杜绝面筋和乳品。

3. 肠道菌群的调整　人类的肠道存在大量的细菌，种类在500种以上。大多数肠道细菌是有益的，如乳酸菌，有助于食物消化，合成维生素，促进免疫系统的发育。极少数肠道细菌是有害的，如大肠杆菌，数量过多能引起身体疾病。足够数量的有益细菌，能抑制有害细菌的生长。反之，有益细菌减少，有害细菌就会增多。

有些孤独症患者肠道内有益细菌减少，有害细菌和酵母菌增多。有害细菌和酵母菌可产生毒素，能明显影响人的心理和行为。

酵母菌以糖和简单的碳水化合物为生存基础，所以，限制这些食物可以抑制酵母菌的生长。避免食用含酵母菌或酵母菌产物的食物可能对孤独症患者有益,包括水果汁、干酪、蘑菇、醋、番茄酱和发酵食品(面包、比萨饼等)。

酵母菌是一种单细胞真菌,应用抗真菌药物或摄入益生菌,也能阻止其生长,达到调整肠道菌群的目的。

二、听觉统合治疗

听觉统合治疗是由法国古·贝拉博士发明的一种全新的音乐治疗方法。它通过让受试者聆听经过调制的音乐,矫正听觉系统对声音处理失调的现象;还可刺激脑部活动,改善语言障碍、交往障碍、情绪失调和行为紊乱。

研究表明,孤独症患儿经过听觉统合治疗后,依从性和模仿能力增强,ABC量表分值普遍降低。此外,该治疗还能增强行为训练的效果,加快行为训练的进程。

多数在治疗后3~6个月出现疗效,有些在9个月后显效。治疗过程中,少数患儿在一些症状改善的同时另一些症状可能在一段时间内加重,包括自言自语增多、烦躁和兴奋性增强、刻板动作加重、食欲减退等。但随着治疗的继续,这些症状逐渐减轻,治疗结束时,这些加重的症状大多数能够恢复到治疗前的状态。

三、针刺治疗

依据传统中医经络理论的辨证选穴法,结合大脑皮质功能定位在头皮投影的现代头针选穴法,通过穴位刺激,改善局部脑组织的供血、供氧,能够加强大脑皮质的整合、协调作用,促进神经细胞功能的恢复。

基于上述理论，穴位针刺治疗可以促进孤独症患者的言语和认知能力的发展，增强运动平衡和协调能力。国内近年来虽有不少这种疗法的应用报道，但基本缺乏严谨的随机对照研究，确切疗效尚不明确。

（李思特　卢建平）

第三节　患儿护理

由于全面性的精神发育受损，认知、学习和生活自理能力低下，缺乏安全意识，加之可能出现的破坏、攻击和自伤行为，孤独症儿童的护理十分艰难，尤其是幼小患儿，无论在家、出外，还是在训练或教育机构，日常生活及人身安全都是护理的重点。

一、日常生活的照料

根据患儿生活自理能力的发展程度，在进食、二便、穿戴及个人卫生料理方面，应当给予必要的指导、督促、协助或替代等不同形式的照料。随着年龄增长及训练后取得进步，当患儿在某方面具备一定的自理能力时，应该及时降低照料强度，而不宜全面、全程地替代或包办。家长们往往缺乏这种意识，看到孩子吃饭用不好餐具、饭粒撒一地，洗涮搞不干净时，就会情不自禁地代孩子做。这样就剥夺了孩子的锻炼机会，不利于他们生活技能的发展。

极度偏食是不少患儿的饮食问题：有的只吃蔬菜，拒吃任何肉类食物；有的恰恰相反，不沾一点菜星。对此，首先要制定合理的就餐时间，尽量不让患儿随便吃零食，使他们在就餐时有饥饿感。就餐时，可将患儿不喜欢吃的食物，少量混入喜欢吃的食物中，由少到多，让患儿逐渐接受，以免长期偏食而造成营养失调。

二、安全防护

孤独症患儿大多缺乏安全意识，不懂得避开危险和自我保护，因此，家庭和教育训练环境中一切用品或场地都应采取安全防护措施。例如，生活用刀具和玻璃器皿要放在孩子接触不到的地方；饮用水要注意温度合适，以免烫伤；电源接通时要进行固定，断开时移开插头，以免孩子随意插拔；备用的药物或消毒、清洁物品，也都要放置在孩子不易发现或接触不到的安全之处。

在专门的训练和教育机构，凡是患儿经常接触的地方，墙壁和地板宜使用软材料，以防摔伤、碰伤或撞伤。

多数患儿喜欢莽撞乱跑，出门时大人不要远离孩子，以免孩子丢失或发生意外。

某些患者存在严重的破坏、攻击甚至伤人行为，对此，除了加强防护外，必要时可选择药物对症治疗。

（李　红　舒明跃）

第四节　预　　防

孤独症的确切病因尚不清楚。其发病率、患病率的不断增长，与区域工业化、经济发展和环境污染有密切关系，发达国家、地区呈率先增长趋势。推测除了对该疾病的认识、诊断水平提高的影响外，可能与环境毒素导致基因损伤突变、遗传积累而发病有关。其发病率明显增加的时间,滞后于经济快速增长 20~30 年的客观数据,也比较符合生育规律,即父母一代在发育成长过程中,易感基因受到环境毒素损伤,导致下一代发病率增高。这些临床线索和高危因素的研究结果,是本病预防的重要环节。

一、防止环境不良因素的影响

从政府层面来说,应注意加强环境治理,采取必要措施,切实解决水源、土壤、空气等环境污染问题。此外,也要加强对农药和杀虫剂生产、销售及使用环节的监管。只有这样,才能够减少环境中各种有害物质对人类基因损伤的机会。

就个人而言,应注意家居和工作场所的环境卫生,减少杀虫剂和化学毒品的使用,减少并且注意防护电离辐射等污染。

二、注意食品卫生

政府部门应对各类食品的生产、加工等有关环节加强监测管理,减少、限制化学添加剂和防腐剂的使用。

个人除了应注意一般食品卫生和饮食结构外,还应尽量食用原生态食物,节制食用含保鲜、防腐和人工色素等添加剂的食品。

三、加强孕期安全保障

这方面需要注意的因素主要有:

1. 尽可能避免高龄妊娠。
2. 避免有害因素的影响。怀孕期间,特别是妊娠前三个月,母亲应注意防范病毒感染,尽量不使用可能影响胎儿发育的各类药物。此外，孕前和怀孕期也不宜吸烟。

3. 重视心理健康。像睡眠及饮食一样，母亲良好的心情是胎儿健康发育的关键因素。怀孕期间应保持心情愉快、轻松，避免出现紧张、抑郁等不良情绪。

（杨志伟）

第二编
早期康复与服务

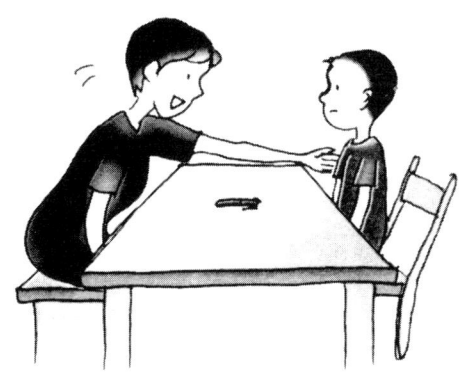

第二编
早期康复与服务

第一章

机构康复

联合国大会2007年底通过决议,将每年的4月2日定为世界孤独症日。这标志着全世界对孤独症疾病的重视程度,这对推动孤独症儿童康复事业的发展具有里程碑性的意义。

近年来,我国孤独症儿童康复工作发展迅速,这其中有政府的重视,也有残联、民政及相关医疗、社会机构所作出的努力。尤其是早年被确诊的患儿家长们互相支持、互相协作,成立了各级家长资源中心,在引进国外先进康复技术并加以宣传与推广等方面做了大量的、有益的努力,他们为孤独症儿童的机构康复提供了原始的经验,以家长资源中心的发展提升了社会各界对孤独症儿童康复的认知程度。尽管如此,与世界先进国家相比,我国孤独症儿童康复工作还属于发展初期。

目前我国有上千家孤独症儿童康复和教育机构,在为近十几万名孤独症儿童提供康复和教育服务。这些机构肩负着推动儿童孤独症康复事业发展的使命,在康复技术的发展中发挥着引进、积累与整合的作用。

由于缺乏统筹管理,机构的服务理念、康复管理与实施方法等方面还没有一套行之有效的机制来进行规范与制约,提高孤独症康复机构的服务水平与康复质量迫在眉睫、任重道远。

第一节 工作形式、目标与原则

在一些发达国家，孤独症儿童被社会接受，进而得到良好的康复，也经历了一个相当长的发展过程。那里所达到的社会救助水平，是历经百年社会变迁与不断建设才取得的。我国孤独症相关知识的普及、康复理念的推广、康复资源的建设和经验积累等工作刚刚起步，现阶段，康复机构需要基于国外成功的康复理念与技术，总结经验、努力探究，逐步形成符合我国国情的、适合我国孤独症儿童发展特征的自有康复技术，这是近期比较现实的发展目标。

一、康复形式及其划分

孤独症儿童康复机构为满足孤独症儿童最基本的康复教育需求，就现有的服务能力，主要采取以训练为主的康复形式及以指导训练为主的康复形式，这是目前给孤独症儿童及其家庭提供有效帮助的主要服务形式。

（一）以训练为主的机构康复形式

以训练为主的机构康复形式是直接给孤独症儿童提供综合性的功能干预，涉及儿童认知、语言、行为、自理、社会交往等多方面内容。在手法上以个别化干预为主，集体干预为辅。家庭在参与及配合的过程中得到提高（例如：深圳紫飞雨、广州扬爱等康复机构）。在具体类别上可以按康复形式、康复时间进行划分：

1. 按康复形式划分　一对一个别化训练、一对一与小组综合训练、小组训练等。这需要根据孤独症儿童功能水平来安排。

一对一个别化训练的主要对象为低功能孤独症儿童，症状表现为自理与语言理解能力差，缺乏基本的沟通能力；行为紊乱，情绪控制能力差的儿童。小组训练基本倾向于有一定行为控制能力、有初步的交流意愿并具备基本交流行为的中高功能孤独症儿童或疑似孤独症性儿童。

2. 按康复时间划分　全日制康复、半日制康复、阶段康复和时段康复等。这需要根据家庭资源状况及儿童发展现状来选择。

全日制康复一般针对无法适应幼儿园集体生活环境的孤独症儿童，给他们提供高密度、高强化的针对性训练，但需依据家庭成员可投入的精力与经济基础而定；已经开始适应幼儿园及学校集体环境的孤独症儿童，可利用半天的时间参加康复，另外半天接触或参与主流学校和幼儿园集体活动；完全可以融入主流学习环境的孤独症儿童，利用每个假期或一周中的休息时间参加康复，以社会适应性行为训练为主。

3. 按康复模式划分　以功能性干预为主的综合性训练及医疗与教育干预相结合的模式。

（二）以指导训练为主的机构康复形式

以指导训练为主的机构康复形式是以培训或指导孤独症儿童的家长为核心内容。在认识与方法上给予具体的指导，注重给家长提供可操作性的家庭康复训练方法，提高家庭对该病种的认知程度并持续地帮助家庭获得各方面的支援（例如：北京星星雨、青岛以琳和深圳自闭症协会等机构）。

1. 从时间上分　短期指导培训班、中期指导培训班及长期指导培训班。

针对某一门康复技术而言，短期培训注重于简要的概况，使受训者对该技术有一个全面的认识；中期培训可提高对该技术的理论及操作的基本认识，掌握基本的实施方法；长期培训可将该技术的运用手法分层次、分等级进行指导。

2. 从形式上分　团体指导、小组指导和个别指导等。

普及性的知识可以进行团体指导；同等类别患儿或同等基础的家长可以通过小组形式定项指导与交流；特殊的案例则可以通过个别指导方式进行。

3. 从方式上分　养育性指导、成长性指导及功能性指导等。

部分学习能力较弱的家长，需要手把手逐步培养基础认知能力，在辅助下掌握孤独症孩子基本的问题处理技能，这种养育性的指导需要有长时间的跟踪教育过程；给有学习能力的家长提供成长性指导，分阶段，一步一步提高他们的康复理念和操作技能，帮助他们逐步成为一名合格的家庭训练教师；对于一些有特殊能力的家长，可根据他们的需求范围（办机构、某一技术的推行者等）在一些推广技术与组织水平上进行功能性定向指导。

4. 从内容上分　家长技能指导、亲子实践指导、家庭跟踪指导等。

家长技能指导的主要对象是家长；亲子实践指导是指导者通过训练示范，现场指导家长与孩子之间的互动学习方式；家庭跟踪指导则是通过家庭康复实例的分析或对家庭定期提供的康复训练实践材料（可以是书面的材料，也可以是视频材料）进行分析与帮助。

二、基本原则

受专业背景和管理手法所限，多数康复教育机构存在康复目标不明确、康复管理不规范等问题;部分孤独症儿童康复机构由于起步晚、资源不足,在发展中面临诸多困难。为此,康复机构在实施康复前应该把握几个基本的原则。

1. 方向性原则　坚持政策与规范的导向作用,紧紧把握康复机构的发展方向,使政策指导成为学习、提高、发展、创新的动力,自觉贯彻党和国家政策、法规及指导条例,更好地完成孤独症儿童的康复服务任务。

2. 指导性原则　机构管理者需要根据相关政府部门的工作条例,自觉引导本机构的康复教育工作者努力掌握孤独症儿童康复教育的服务技能与策略。制定切实可行的机构康复服务规章制度,加强对康复教育科研人员的技能培训。

3. 科学性原则　孤独症康复教育的理念与技术正在发展中,康复机构需要以严谨的态度不断研究与探讨。康复教育科研管理者要具备康复教育科研的思维方式,实事求是;顺应康复教育科研管理规律,逐步掌握现代化的科研管理手段,不断提高孤独症康复教育的质量和效果。

4. 交流性原则　孤独症儿童的康复是残疾儿童康复体系中的新课题,需充分利用各方资源,多形式、多渠道、有组织、有计划地开展康复技术与理论交流活动,促进机构康复技术与质量的整体提升。

5. 发展性原则　对于具有良好康复效果及发展潜能的康复机构,要积极寻求政府及社会各界的帮助,努力创设良好的服务品牌,主动开展多形式的经验交流活动,并在交流与学习中得到发展。

6. 服务性原则　孤独症儿童及其家庭成员属于弱势群体,需要社会各界的帮助,提供康复训练的机构就是直接的支持者和爱的实施者，需要具备全方位的服务理念，以"爱"为出发点，让来求助的孩子与家庭建立信心，提升能力，减轻痛苦。

三、任务与流程

孤独症儿童康复机构的主要任务是依照诊疗、康复、教育相结合的原则，创设良好的服务环境，努力提高孤独症儿童康复的技术水平，对孤独症与相关发育障碍儿童及其家庭实施有针对性的康复训练与指导。

为了有效完成机构工作任务，必须设置适当的组织机构及符合孤独症儿童康复特点的管理流程。组织机构与管理流程需要根据各康复机构自身的发展目标设置，即在共同目标的基础上进行明确分工，保证有良好的职能层次，注重纪律与观念的统一协调和施行效果。

（一）组织架构

不同的康复机构根据不同的要求设置符合机构发展的组织管理框架。一般包括行政管理和业务管理两部分。规模较大、管理正规、业务范围广泛的康复机构，在组织结构上比较复杂；规模较小、业务范围相对集中的机构，组织架构较为简洁。总之，设立组织架构需要把握层级清晰、管理流畅两个重点。例如深圳市康宁医院儿童心理康复教育中心行政与业务管理组织架构，以康复业务的管理为线索，通过业务流程进行"角色分配"，注重层级责任，是一个职、责、权的结构系统。（图2-1-1）

（二）康复流程

康复机构的康复流程是工作规范，也是服务流程。在制定时要考虑康复过程的实用性，也要对康复效果进行合理把控。

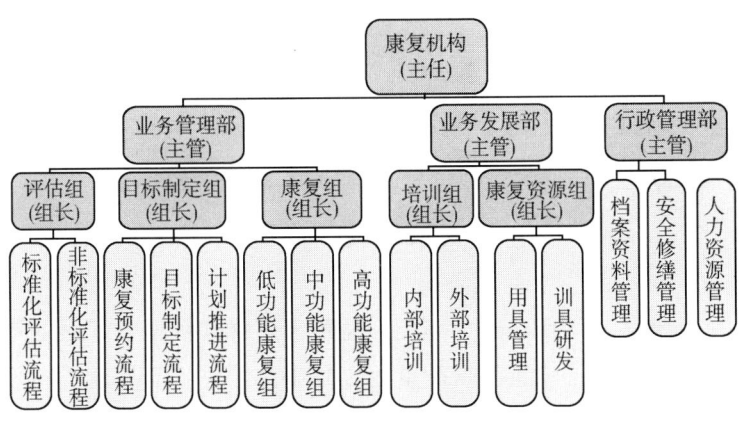

图 2-1-1 深圳市康宁医院儿童心理康复教育中心组织架构

在孤独症康复机构中，流程管理非常重要，它贯穿在质控、绩效、质量等方方面面，良好的工作流程对孤独症儿童康复起着很大的促进作用。（图 2-1-2）

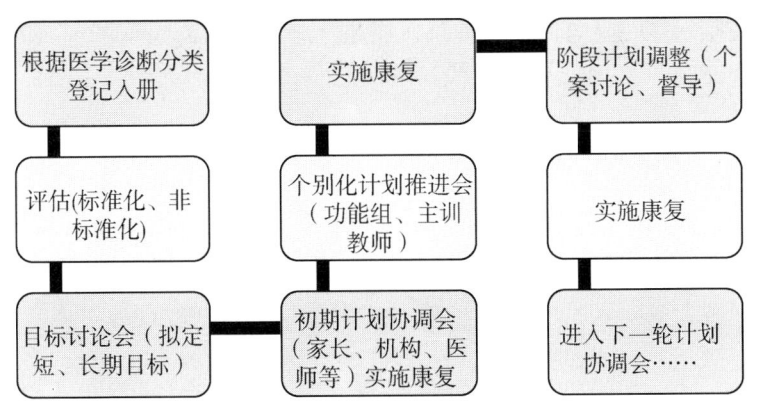

图 2-1-2 深圳市康宁医院儿童康复教育中心康复流程

康复机构可以根据自身条件设置不同的康复管理流程，原则上把握一点，即：把个体康复的有效性摆在第一位，避免流程缺失或重复，使流程运行顺畅。

（王晋涛）

第二节　教师管理

康复教育工作者的工作能力是孤独症患儿获得良好康复效果的保障。一个稳定而高质量的康复工作集体将会推动机构业务水平的持续发展，而康复教师是康复机构发展的核心。

孤独症儿童康复教育的专项学科尚未建全，一线教师虽然有一部分人具备医学、康复、特殊教育、幼儿教育、社工等相关职业资质，但仍缺乏孤独症儿童康复教育的系统知识与技能。康复机构是康复教师积累实践经验、提高康复技能的重要基地。

做好康复教师的管理与培养工作，为他们提供一个稳定而健康的发展空间，是所有孤独症儿童康复机构需要重视和研究的课题。

一、角色定位

孤独症儿童康复教师是近年发展出来的具有教师与康复双重意义的职业，不仅是"教"者，同时还是适应性认知行为的塑造者与问题行为的矫正者。孤独症儿童康复教育涉及康复、医学、心理学、教育学、社会学、人文学等多学科多领域，对从业人员要求很高，需要具备良好的综合素质，掌握一定的基本技能。他们在实施康复教育的过程中主要承担以下几种角色：

1. 孤独症康复教育内容及方法的创设者。

2. 孤独症康复教育计划的主要制定者。
3. 孤独症儿童康复的直接实施者。
4. 参与家庭与机构沟通合作的主导者。
5. 孤独症儿童康复事业发展的推动者。

二、专业知识与职业技能

康复教师是个别化康复教育计划的核心人物,在推动目标与计划的达成中起着举足轻重的作用,因此必须具备一定的职业技能及职业修养。

(一)有儿童心理学、教育学的相关理论基础

孤独症儿童是儿童,个体虽然存在多方面的病理特征,但发育发展过程中有儿童心理发展与生理发展的基本特征。只有了解儿童身心发展的相关知识及每一个阶段的突出特征,才能科学地制定与实施个别化康复计划。

(二)掌握基本的行为干预技术

迄今为止,无论是哪一种孤独症儿童康复训练技术,都是基于行为学的理论,通过行为干预技术逐步建立正确行为的,其效果是不容置疑的。正确运用行为干预技术,有利于康复训练的顺利实施。

(三)掌握孤独症儿童谱系障碍的基本特征

无论康复机构规模如何,都有可能接触到不同程度、不同表现形式的孤独症谱系障碍患儿,了解其中的类别及各类别的突出特征,可以使康复训练手段更加灵活且有针对性。

(四)对儿童孤独症的诊断标准有一定的了解

在儿童孤独症不同的诊断量表中,包含孤独症突出的病理

行为特征及与之密切相关的行为表现方式,是康复教师最好的认知学习范本。

(五) 掌握多种孤独症儿童的康复训练技术

孤独症康复技术方法多样,每一种技术方法均有其独特的优势,只有全面掌握这些技术,综合其优势,灵活运用,才能效果显著。

(六) 能根据评估结果制定合理的康复教育计划

能否制定适合个体发展的训练计划,这是检验孤独症康复教师业务能力的指标之一,只有制定适宜的个别化康复训练计划才能使孤独症患儿得到最大程度的康复。

三、职业素质

孤独症儿童康复教师的职业素质是对本专业了解程度与适应能力等的综合体现,主要表现为对孤独症康复事业的兴趣、从事这项事业所具备的能力等,一般受教育程度、实践经验、社会环境、工作经历以及自身基本能力等因素的制约。

(一) 情感成熟而稳定,有耐心、有爱心及强烈的责任心

康复教师面对的是一个特殊的群体,需要强烈的责任感、极大的耐心和爱心。患儿经常表现出不适应的病理特征会给康复过程带来干扰,能随机调整及控制自己的情绪是起码的职业要求。

(二) 目标明确,计划性强,有自我完善、持续发展的潜力

在孤独症儿童康复训练这条崎岖的道路上,需要付出艰辛的努力,只要选定目标就要坚持不懈地进取,努力使自身发展不偏离正常轨道,有目标、有计划地实现。

（三）有良好的领悟力，有融会贯通、灵活调控的能力

孤独症儿童康复无论是从发展历程还是从职业特点看，都具有较强的挑战性，需要康复教师对其特征及应对方法有较强的领悟力，能熟练把握康复技术的实质，遇变不惊，随机应变。

（四）有创新精神和良好的发展思维

孤独症康复是一门新型行业，需要勇于实践、积极思考，不断积累经验。"创新精神"和"发展思维"是实践的重点，也是行业发展必需的特质。

（五）集体观念强，合作能力好，有良好的沟通协调能力

孤独症儿童康复是一个全方位的服务过程，康复过程既要与患儿家庭建立良好的合作关系，教师之间也需要具备良好的协作精神。

四、能力建构

孤独症儿童的康复过程具有典型的应用性与实践指向性，提高专业技能不仅要学习康复教育理论与实践知识，更要重视演练操作过程和进行分析总结，康复机构需要搭建良好的平台，建构科学合理的管理机制，为专业人员业务能力持续发展提供保障，这也是质量管理的必要手段。

（一）培训学习机制

培训学习机制需要将机构康复发展的思路贯穿其中，让康复教师在掌握操作理念、操作目标、操作思路、操作内容、操作技术等过程中，既有理论依据，又有操作指南。努力把教学技能提升到信息化、交流化平台。

培训学习机制一般包括案例式学习、讨论式学习、自主性学习、合作性学习、研究性学习等，运行过程中需要将多种方式整合起来，促进康复理论及康复技能的掌握与提升。（图2-1-3）

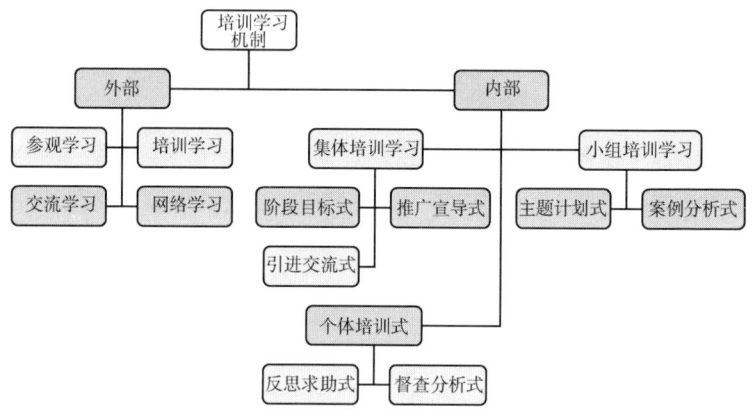

图2-1-3 培训学习机制

1. 外部学习

（1）参观学习：到相关康复机构进行实地进修性培训学习。

（2）培训学习：参加学术团体召集的业务理论及技能讲座。

（3）交流学习：携机构经验型材料参加相关学术活动，进行交流学习。

（4）网络学习：在网络上参阅和学习相关信息资料。

2. 内部学习

（1）阶段目标式：根据机构阶段发展目标，有计划地组织内部培训学习。

（2）推广宣导式：由内部有经验的教师将有良好效果的创新经验以传授和指导的方式进行推广。

（3）引进交流式：将国内外有经验的康复教育专家、教师请进来进行知识或技能传授，或者由外派学习的教师将学习内容进行传达与探讨。

（4）主题计划式：各项目研究小组根据各小组的计划安排，进行相关主题内容的培训。

（5）案例分析式：就康复训练中具有代表性和疑难性的案例，以小组形式进行有针对性的学习探讨。

（6）反思求助式：教师定期与不定期对自身业务技能进行剖析并主动寻求帮助，属于自发性学习。

（7）督察分析式：由有经验的康复主管或教师定期对教师的工作进行检查分析与督导。

（二）操作演练成长机制

操作演练是一个循环发展的机制，旨在重视康复教师的个体优势，在充分发挥教师自身优势的基础上弥补不足。可以通过自我检验、资源共建共享的方式达到自我成长、全员成长的目的。（图2-1-4）

全目标性任务——各康复机构分阶段的康复技术整体发展目标；

指标针对性任务——针对康复教师个体优势及存在的问题，拟定发展指标；

全程观摩——对康复流程的操作进行整体观察检测；

重点观摩——对康复过程的一个部分或一种技术方式进行观察检测；

自我梳理——康复教师对自己的目标实施情况进行自查；

指导性梳理——由资深康复教师组成的指导小组提出指导性意见；

互动商榷得出问题答案——由个体与集体共同讨论，提出

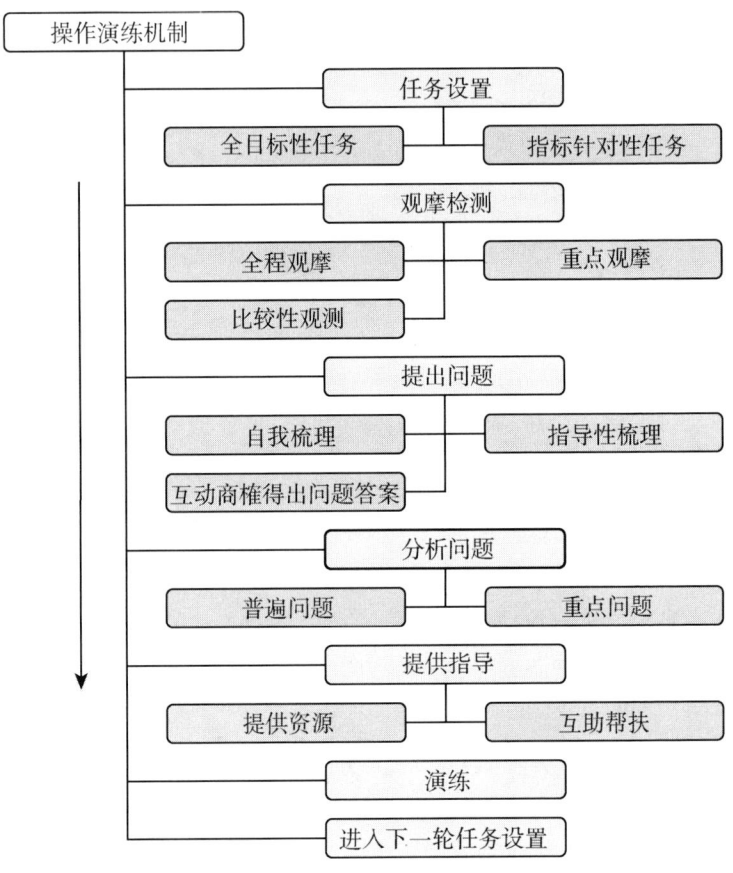

图 2-1-4 操作演练机制

存在的问题及改进措施;

普遍问题——康复教师个体在目标任务实施过程中存在的多方面问题;

重点问题——在普遍问题中找出的最急需解决的问题;

提供资源——针对问题直接提供相关学习资源(文字资料、案例资料及学习的途径等);

互助帮扶——根据不同个体需求,组织配备有经验的康复教师结成一对一帮扶对子进行互助性指导;

演练——在实际工作中修正手法,调整结构,融入新思维进行操作。

(三) 业务考核提升机制

此机制的目的是提高职业素质与职业技能,用多层次、多角度的考核标准对教师履行的职责作出客观的评价。(表2-1-1、图2-1-5)

表2-1-1　业务考核内容与分数

序号	考核内容	分值	考核目标	考核方式及分值核定方法
1	课程计划总结	20	根据个案评估结果及目标分析材料制定课程计划,有侧重点、有针对性。每阶段有总结,有反思,并提供个案成长信息,注重个案突出的特点进行分析	
2	家庭沟通指导	15	具备良好的沟通能力,完成每日每阶段患儿家庭训练指导工作,有记录,有反馈	
3	业务学习记录	5	工作中勤思多问、学习认真,做好业务学习记录,有创新意识,将成功方法与同事共享,努力提高自身业务水平	
4	业务技能	20	业务技能娴熟,运用灵活,注重个体差异	
5	训练教材运用	15	在训练前做好各项准备工作,充分利用适合个案水平的直观教具,层次分明、运用灵活	

续表

序号	考核内容	分值	考核目标	考核方式及分值核定方法
6	训练效果	15	训练质量高，效果明显，有一定的个体成长指标	
7	经验总结文章	5	阶段性开展个案研究，不断探索新的工作方法，每年有1~2篇高质量的心得笔记或研究文章	
8	加分项目	2~5	国家及省、市级论文发表，院刊投稿等	
	合计	100		

康复教师业务考核涵盖德、能、勤、绩四个方面的内容，是更新康复教育观念、规范康复教育行为、提高业务能力的重要方法。康复机构需要制定配套的管理要求、操作措施及指标性的考核细则等。在实施过程中既要有量的规定又要有度的要求，既要看康复教育态度又要看实际效果，既要重视业务水平又要注重思想道德修养，严格把握康复教育的质量。

1. 量化考核　主要包括常规量化考核及实操量化考核。前者是日常工作中基本的常规要求，对康复工作内容进行分项并设置相应的考核细则。考核内容可包括训练过程的计划与总结、康复训具的积累与运用、家长沟通方式、协调与合作、自我学

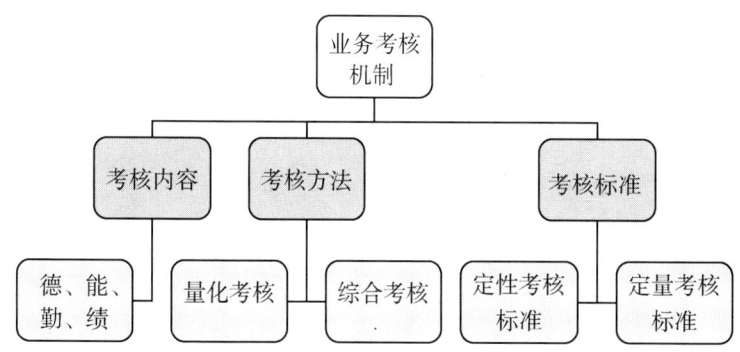

图 2-1-5 业务考核机制

习与发展状态等内容,并进行量化。后者主要从康复教师的康复行为来进行量化考核,可包括康复技术与康复材料的运用、康复流程与效果的体现及康复教师的康复成效等内容。一般每季度或半年考核一次。

2. 综合考核　综合考核是在相对较长的时间内,对康复教师履行职责的观念、能力及其成效进行综合评定。可以作为机构核定业务等级的主要手段,旨在激励康复教师个体发展潜能,达到全面提升机构整体康复水平的目的。

总之,培训学习—操作演练—监察考核是贯穿整个康复过程的循环上升的系统发展机制。

(王晋涛)

第三节　确立康复目标

目标是一切行动的方向,没有目标,康复的意义、康复的计划、康复的手段都无从谈起。设立孤独症康复机构的康复目标,首先需要借鉴正常儿童的发展目标,从中分析与设计适合孤独症儿童特征的康复目标。

一、康复目标的借鉴

孤独症儿童也是有血有肉的人,他们也在社会中生存,也要适应社会的多种要求,所以他们必须向一个"社会人"的方向发展,而"社会人"最起码的要求就是"会生活"、"会学习"及"会做人"。

这个目标对大多数存在广泛性发育障碍的孤独症儿童来说,绝不是一朝一夕可以达到的。

但是,我们必须了解"一个正常儿童在社会生活中需要拥有的知识与技能",就是孤独症儿童最理想的康复方向。(图2-1-6)

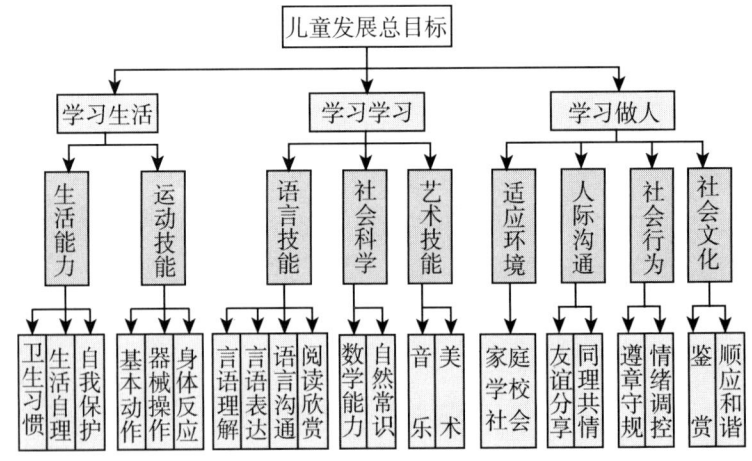

图2-1-6 正常儿童的发展框架

正常儿童的思维发展、能力建构轨迹均有规律性，同时也具备适应这个发展规律的基础，在发展的过程中，可以顺应其规律进行培养与引导。然而，孤独症儿童所缺乏的恰恰就是适应发展规律的基础能力。

孤独症儿童的主要特征有别于正常儿童，他们的感觉模式以及认知方式的偏差等，极度影响社会性能力的发展。

从正常儿童发展框架中可以看到，孤独症儿童在迈向"社会人"的历程中需要建立的是一个较为复杂的整体架构，而实现这个架构需要调动孤独症儿童多方面的能力，因此实施起来非常艰难。

二、拟定机构康复目标

康复机构需要根据自身服务特点与范围，制定适合服务对象发展的康复目标，其中包括总目标与层级目标。

康复机构在拟定总体康复目标时，需要把握"建构社会适应性行为及其基本能力"这个实质，有针对性地缩小目标范围、把握重点，使之更贴近孤独症儿童的发展特征及发展规律。

例如：当孤独症患儿缺乏沟通技能时，目标的重点并非只是教他们学习如何表达，而是在理解语言功能的基础上，帮助他建立对言语方式的基本兴趣，并有效地模仿，逐步提升语言基础能力及沟通技巧。

这里需要重视的是基础建构的层次，而不是表现。（表2-1-2）

表2-1-2 深圳市康宁医院儿童康复教育中心总目标部分内容

项目	意 义	目 标
模仿能力训练	模仿是学习与发展的基础，是孤独症儿童言语表达、语言运用、沟通及交流等能力发展的重要因素。没有模仿，儿童难以学习与适应社会环境	1. 建立基本的观察技能（专注、注视等视觉反应），留意别人的说话和环境变化； 2. 能运用自己的身体——大肌肉、小肌肉及口部肌肉等做适当的反应动作
认知表达能力训练	孤独症言语学习刻板单一，不懂类化，缺乏沟通，认知表达训练可加强儿童与环境的互动，培养对需要和感受的适当表达，提高认知的范围及思维的转换能力	1. 通过训练前语言期技能，从手语沟通逐步过渡到半语言或全语言沟通； 2. 以正常年龄段语言特征为标准，帮助儿童基本应付身处的社会环境及其要求； 3. 逐步扩展儿童使用语言的长度和结构
社会交往能力训练	孤独症儿童缺乏社交意识，难以形成合作的游戏技能，社会交往训练可形成一定的自我概念，建立一定的社会活动能力，提高社会适应水平	1. 帮助孤独症儿童逐步从无意识语言过渡到有意识语言； 2. 在提高模仿能力（动作模仿、操作模仿、语言模仿、行为模仿）过程中，逐步理解运用语言和非语言进行沟通的意义； 3. 强化个体和群体意识，逐步学习适宜的社交行为，遵守一定的社会规范

第二编
早期康复与服务

孤独症儿童独特的病理特征对他们的社会性发展影响很大，康复教育的目的并非帮助孤独症儿童发展成为一个正常的儿童，而是推动他们接近于正常的社会适应能力。

在推动能力上升的过程中，需要设置能力发展的阶梯，并且尽可能达到阶梯之间的无缝式衔接，这是实现康复目标的最佳途径。

目前做到发展阶梯的无缝式衔接还存在较大难度：首先，我国孤独症儿童的康复工作处于发展初期，对此病种的复杂性、多元性认识不足，需要不断认知、不断总结经验；其次，康复层级目标的拟定也受机构专业水平的限制，主要受限于每一个康复机构的康复理念及其拟定的康复方向。（表2－1－3）

表2－1－3　深圳市康宁医院儿童康复教育中心层级目标举例

项目	低功能目标		中功能目标		高功能目标	
	康复目标	康复指导	训练目标	训练技能	训练指导	训练技能
模仿能力	1. 建立行为与奖励之间的关系认知；2. 有初步的模仿意识和模仿行为	1. 模仿粗大动作；2. 模仿使用常用物品；3. 模仿简单的精细动作；4. 模仿基本的口唇动作及简单发音	1. 提高目光注视及目光追踪反应能力；2. 初步理解模仿的意义，能有效地进行两个以上连续行为的模仿	1. 模仿连续的粗大动作；2. 模仿持物件时的连续动作；3. 模仿有声音的动作；4. 模仿双词及短语	1. 有自觉模仿的意识；2. 关注力加强，开始建立共同关注；3. 模仿水平逐渐顺序化；4. 萌发社会模仿功能	1. 模仿较复杂的程序；2. 模仿玩伴的玩法，乐意参与；3. 模仿玩伴的语言，对其行为感兴趣

续表

项目	低功能目标		中功能目标		高功能目标	
	康复目标	康复指导	训练目标	训练技能	训练指导	训练技能
生活自理能力	1. 认知2~3项基本的自理技能，初步训练基本的自理常规；2. 以动作指导为主，初步培养行为完成概念	1. 通过图示及动作语言示范，训练进食、入厕的自理程序；2. 学习完成程序步骤，逐渐连贯每一个自理技能	1. 熟悉基本的自理技能，训练基本的自理常规，逐步形成行为完成概念；2. 以动作、手语提示为主，训练每一个技能的程序	1. 初步学会穿衣、进食、入厕、梳洗等自理技能；2. 通过语言提示，在协助下较准确地完成自理步骤	1. 学习日常生活所必须的自理常规，掌握自理技能操作步骤，逐步形成良好的自理习惯；2. 从手语提示逐渐过渡到语言提示进行训练	1. 自行完成日常自理技能的全过程；2. 逐步提高自理技能操作的速度

三、康复目标的实施流程

拟定机构康复目标的目的是指导个别化康复教育计划的实施，具体实施的过程是从整体到部分逐步分解的过程。流程如下：机构康复总目标—机构康复层级目标—个别化康复长期目标—个别化康复短期目标—个别化康复阶段计划—个别化康复课程计划。

(王晋涛)

第四节 制定个别化康复计划的依据

孤独症儿童个体差异极大,许多孤独症儿童可能会同时表现为多重障碍,也有部分儿童某方面的能力虽然超常,却难以在社会情境中发挥和适应性地运用。因此,制定康复训练计划必须注重适应性、针对性、延续性。

一、个别化教育计划

(一) 主要内容

个别化教育计划(indivdualized educationa program,简称IEP)源于美国在1975年74-157工法中"各国必须为每一个接受特殊教育的学生制定一份书面的个别化教育计划"的指南,是特殊教育为适应学生的个别差异,满足学生的个别需求而拟定的文件。主要内容包括:

1. 每一份计划的实施期限,即多长时间内完成本计划。针对特殊学校一般为一个学期或者一年。
2. 每一份个体计划预计达到的能力目标。
3. 预计给该个体提供的教育安置以及相关服务。
4. 对个体进行教育安置与服务的目标,包括长期目标与短期目标。
5. 为达到个体教育与服务所拟定的策略和方法。
6. 评鉴上述目标的标准或规定。

(二) 三个阶段

欧美一些发达国家,也是依据教育服务中相关法律规范所制定的要求,为这些特殊儿童制定个别化教育计划(IEP),并针对不同发展期制定不同的个别化教育计划。

一般这些特殊孩子在 0~2 岁时期主要以家庭康复教育为主，称为"个别化家庭支持计划（IFSP）"；在 3~15 岁左右则以康复服务机构提供相关的康复服务为主，称为"个别化教育计划（IEP）"；在 16~21 岁左右，需要考虑他们的独立生活及就业问题，在康复教育计划中参与独立生活技能及相关职业训练，称为"个别化转接计划（ITP）"。这三个阶段在实施的过程中均有其独立的操作规范和管理流程，但时间上也存在重叠的适用期。

我国相关法律和规范还不健全，孤独症儿童的康复服务也落后于其他特殊儿童。康复机构在个体康复教育计划的实施过程中，需要尽可能对个别化康复教育计划的制定流程实施管理。首先要考虑康复生源的需求及机构的业务范围，再核定符合个体需求的计划形式，即：IFSP、IEP 或者 ITP；其次要深入分析怎样的计划更适合孤独症儿童的个体发展，同时尽可能重视家庭、社会在计划实施过程中所发挥的作用。

（三）机构制定个别化康复教育计划的重要参考资料

1. 评估，包括标准化评估与非标准化评估。
2. 医疗咨询分析及诊断资料。
3. 家庭访谈与问卷。
4. 观察与记录分析。

二、评估

对孤独症儿童进行评估，可以为个别化康复教育计划的制定提供主要依据，同时也可以检验康复效果。需要通过多方位的信息来源把握孤独症儿童个体发展状况及其表现。

对孤独症儿童进行评估大致可分为标准化评估和非标准化评估两大类。

(一) 标准化评估

标准化评估是指有一定的常模作为参照,有一定的标准、可靠的信度及效度检验的标准化测试。如:倾向适用于孤独症儿童诊断的《孤独症儿童行为量表ABC》及《儿童孤独症评定量表CARS》,适用于指导制定康复教育计划的《心理教育评定量表PEP－R》等量表。

《孤独症儿童行为量表ABC》及《儿童孤独症评定量表CARS》一般作为医疗诊断的标准,通过评估其诊断结果分值核定孤独症儿童的病理程度。如:《儿童孤独症评定量表CARS》的总分为60分,测评分为36分以上(包括36分),鉴定为中度孤独症;总分在30~36分之间,鉴定为轻、中度孤独症。这一类诊断量表的结果难以运用到个别化康复教育计划的制定中。目前《心理教育评定量表PEP－R》在机构康复中运用比较广泛,它提供了比较全面的个体发展信息,可以直接指导个别化康复教育计划的制定和运行,是比较实用的孤独症功能性评估量表。

由美国北卡罗莱纳州立大学精神病系儿童发展项目编制的PEP－R(psychoeduca－Tional profile－revised)于2001年经辽宁师范大学和北京精神卫生研究所共同修订为《孤独症及相关发育障碍儿童心理教育评定量表(C－PEP)》。

C－PEP量表包括功能发展及病理学两个分量表,功能发展量表由99个项目7个功能领域(模仿、知觉、精细动作、粗大动作、手眼协调、认知表现、口语认知)组成;病理学量表由44个项目5个领域(情感、人际关系及合作行为、游戏及材料处理、感觉模式和语言）组成，在自理生活及社会交往能力范畴也提供了评量标准。C-PEP量表适应于生理年龄在1~12岁之间且功能却相当于学前水平的孤独症及相关发育障碍儿童。该量表的测量，也可以为正常儿童提供一定的发育成长信息。

该量表中的7个发展领域项目及5个病理学基础项目，基本涵盖了儿童发展的主要区域，且能直接反映儿童在这些功能区发展的强弱状态，可掌握个体的发育信息，即其偏离正常发展轨道的程度等。

同时C-PEP量表还提供了一个描述性的测验发展侧面图，以折线的方式标示，折线的曲折状态清楚标示出儿童各功能区的强弱项。实际发展能力折线（P值分——任务可通过的项目）与中间反应（E值分——对任务有所了解，但不能顺利完成）之间形成一个发展区域，这个区域可以直接转换成该儿童的康复目标，以中间部分作为康复目标的切入点往往容易让儿童体验到成功的喜悦，从而减少焦虑及不适宜的行为。5个病理学基础项目则显现儿童各种问题的轻重情况，是制定行为干预计划的重要参考因子。

鉴于孤独症儿童较大的个体差异性，康复教育目标与计划不能整齐划一，而目前一般的智力测验只能做出总的智商水平，并不能反映每一个个体在各功能区的差异，难以作为制定康复教育目标与计划的依据，但是《孤独症及相关发育障碍儿童心理教育评定量表（C-PEP）》填补了这个空缺，是目前比较实用的评量工具。

（二）非标准化评估

非标准化评估包含孤独症儿童家长的访谈内容、孤独症儿童康复教师的观察和体验及各个机构编制的相关项目问卷调查等。这些内容涵盖了孤独症儿童发展过程中所涉及到的基本信息及这些基本信息的现实状况、发展水平，从中可以分析出可发展的项目或最近的干预区，这都是制定个别化康复教育目标与计划的重要依据。

非标准化评估，可根据各个机构和训练实体自身的需要，对康复训练对象的基本信息进行组织，大致可分为以下几个模块：

模块Ⅰ为基本资料：姓名、性别、出生年月日、被照顾状况、户籍资料、父母信息（工种、学历）、就读现状、家庭经济状况、康复服务转介等。

模块Ⅱ为背景信息：生长史、起病时间、医疗史、康复史、家庭成员相关病史。

模块Ⅲ为医疗资料：初诊医院、医疗咨询记录、主治医师、诊断名称、诊断评估量表及分值、辅助性药物治疗情况、辅助性康复治疗情况等。

模块Ⅳ为家庭访谈：对儿童现状的阐述、儿童在家庭中的主要问题、最棘手的问题、迫切需要帮助的事宜等。

模块Ⅴ为项目问卷：生活自理调查、行为情绪调查、社会适应性调查等

模块Ⅵ为观察记录：儿童的环境适应状况及反应、与亲人及非亲人的沟通、儿童的兴趣点（包括强化方式）、标准化评估中的情况记录等。

模块Ⅶ为自制量表：各机构根据康复服务需要自行设计的项目量表，如语言发展水平量表、社会性行为评估量表等。

三、诊疗信息

孤独症属于精神疾患的范畴，且病因复杂、种类繁多，没有精神医学基础，很难准确诊断和分类，诊断不明或错诊都会影响康复计划的方向及康复目标的重点。

确诊后的孤独症儿童转介到康复机构后，来自医疗及医疗咨询记录方面的情况分析、类别诊断、症状说明、轻重程度鉴别等，为康复机构制定个别化康复教育计划提供了第一手资料。例如：患儿是否属于广泛性发育障碍、属于哪一种症状、孩子的发育水平如何、需要哪一些医疗手段做辅助性治疗等内容。

典型性中重度孤独症儿童需要将生活与学习技能的提升作为康复的切入点，艾斯伯格症儿童则倾向于以提升社会性适应行为及能力作为康复的重要目标等等。来自相关医疗机构的诊断与说明有较大的意义。

虽然目前还没有确切的医药治疗方法，但医学方面的辅助治疗手段也是比较重要的：特殊情绪行为问题的药理辅助治疗、一些物理性的医疗辅助治疗，如数码听觉统合治疗等等。

医疗诊断案例简述

【例Ⅰ】2008.3.11. 患儿轩轩（2005年3月出生）随父母就诊于深圳市康宁医院儿童心理科。

父母自述：患儿两岁多，目前还不会讲话；有什么要求就拉人到跟前，不会用任何手势表达，行为不合群，不能让小朋友触摸，躲避他人，见人也不看，很少有眼神交流。日常生活能力较一般儿童差，不会自己上厕所，脾气暴躁；要求没有满足就倒地又哭又叫；与父母之间感情淡漠，父亲下班回家如同没看见一般。独生子，孕产期无差异，母乳牛奶混合喂养，1岁2个月开始学走路，经常踮脚走，身体发育无明显异常。

医生观察：步入诊室，见人无对视反应，叫其名字似没听见，在其旁拍手都无反应，医生和其接触时抽身躲避，检查身体不配合；可以自己拿水瓶喝水，要大小便时会突然站住不动，妈妈领会其意图；情绪尚平稳，无哭叫现象；在诊室可待较长时间，但多动不宁。

量表诊断：ABC行为量表83分；CARS量表46分。

诊断：Autism（儿童孤独症）。

医疗手段：vasobral 50ml×2瓶；叶酸5mg×100片。

康复建议：采取一对一康复教育强化训练。

【例Ⅱ】2008.8.20. 患儿小景（2001年3月出生）随父母就诊于深圳市康宁医院儿童心理科。

父母自述：自幼多动不宁、任性、脾气暴躁，上幼儿园即反映动手动脚、话多急躁，上课不能较好安坐，到处走来走去，难以约束；从不午休，精力过剩；看书可短时间安坐；行为刻板、固执；不听指令，一旦得不到满足即躺地打滚，成绩偏科。

医生观察：入室多动不宁，乱摸桌上东西，言语制止有效；语言表述清晰流利，与之交流眼神对视较差，有答非所问现象。

量表诊断：ABC 行为量表 58 分；CARS 量表 32 分。

神经心理测验表现：听觉优于视觉。

C-WISC 测验：语言智商 134；操作智商 90。

智力描述：数概念及心算技能极好，一般实用知识掌握程度较好；对行为的计划性、逻辑联想及知觉部分与整体关系的能力较差；对物体的感知分析能力较差，区分主要与次要能力较差；手眼协调，视觉注意记忆较差。

诊断：ADHD 多动症 + Aspersers 综合征。

医疗手段：药物辅助。

康复建议：康复训练——社会适应性功能训练及视觉注意力训练。

【小结】以上案例，从诊断分值、基础描述方面均提供了一些重要的发展信息，显示出儿童某些基础能力和发展状况，在行为特征、感觉模式等病理特征方面也进行了一些分析。

（王晋涛）

第五节 制定个别化康复教育计划

一、目的及内容

（一）目的

这一阶段主要是对个体资料（各类评估及相关信息）进行分析，在充分了解儿童及家庭需要的基础上，拟定康复教育长期及短期目标，并经过计划讨论会将短期目标进行阶段性划分，为实施个别化康复教育计划做准备。

（二）基本内容

1. 该患儿及家庭的主要信息　姓名、年龄、家庭情况、确诊时间、就医历程等。这些为个别化康复教育计划的制定所准备的主要信息，尽量选择对康复计划的实施有影响的相关资料。比如：从家庭背景可以了解患儿康复过程的支持力度；通过确诊时间与儿童实际年龄之间的间隔可以分析该患儿接受康复的基本适应能力等等。

2. 该患儿的基本情况分析　观察情况记录为主治医生或康复教师与患儿互动过程的情况记录；家庭提供的情况记录为家长提供的患儿在家庭生活中的突出表现以及患儿求医、康复的情况记录等。

3. 该患儿的评估情况分析　是指为患儿制定个别化康复教育计划提供依据的主要量表分析，如 C–PEP 评估结果分析。

4. 家长对患儿发展的需求或期望　家长对患儿的发展期望及其康复需求，可以反映家长对孩子的认识程度及期望值，为机构教师与家长之间的协调合作提供信息。

5. 患儿的长、短期发展目标　长期目标是根据孤独症儿童的现状、各项能力发育水平、个体存在的独特问题（通过各项评估后的分析结果）、家长的主观期待等内容，编制1年左右的发展目标。短期目标是在长期目标的指引下，顺应个体发展的特征、方向和时间结构等因素，将长期目标划分为许多小目标，为个体化康复教育计划实施提供依据。它是阶段性的、具有可调整性及灵活变通性。一般完成一个短期目标以1个月至3个月左右为标准（要视儿童康复时间的长度、密度及个体的学习能力等情况而定）。

6. 参与目标计划讨论会的成员认可签字栏　包括医务人员、康复人员及患儿家长等。

二、个别化计划讨论组

为了使孤独症儿童康复训练人员统一观念，协调一致，康复教育计划讨论小组的组成有着重要的意义。它是制定个别化康复教育计划的组织基础。成员基本结构如下：

1. 康复机构目标研究组成员，包括机构管理人员、资深训练师、康复主管、评估师等。

2. 儿童的主训教师。

3. 儿童的父母及家人。

4. 儿童受教育的学校、幼儿园教师（针对已入托或上学的儿童）。

5. 儿童的主治医师（有条件可邀请）。

三、准备

在举行个别化康复计划讨论会前，需要将个体材料进行汇集，由康复机构的目标研究小组为个案拟定初步的目标方案，为个别化康复教育计划讨论会做好准备。

（一）材料准备

1. 儿童参训登记表及首次接待情况记录　这是计划实施前需要考虑的因素，可以了解儿童家庭基本情况、儿童就读现状等。

2. 来自医疗部门的诊断说明　这是确定目标方向的参考资料，用以确定该儿童诊断的病理名称及严重程度。

3. 各类评估结果及其分析　要求拿出主要依据。

4. 各类家庭问卷　这是次要依据。

（二）工作流程

工作流程共分四步，详见图2-1-7。

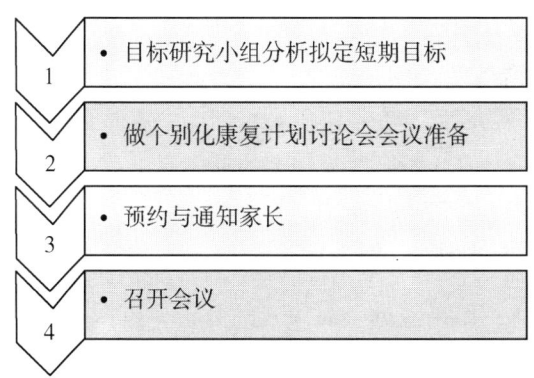

图2-1-7　个别化康复教育工作流程

四、召开个别化康复计划讨论会

一份真正符合患儿个别需求的IEP很难做出，但是可以通过一些措施，来保障所制定的IEP基本符合患儿的真正需求。广泛的讨论会成员、齐全的个案材料、良好的会议组织、优秀的目标研究人员等等,都是保障因素。个别化康复计划讨论会,聚集了与患儿生活、学习及康复治疗密切相关的人员,大家可以从不同的角度对患儿的康复计划提出较为全面的分析与建议。这是保证"个别化康复教育计划"效度的重要手段之一。

(一)讨论会流程

1. 由康复计划研究小组(评估人员、资深教师、行政领导)介绍儿童个体评估情况分析及拟定目标的内容。

2. 征求与参考家长的意见和建议,分析儿童康复教育的难点与重点,确立长短期目标。

3. 共同拟定第一阶段的康复教育计划,在康复内容、康复手法上与家长等与会人员达成共识。

4. 康复计划研究小组及主训老师向家长提出需要共同协作的内容和方法。

5. 共同协商家庭在本阶段康复训练中需要配合的内容。

6. 向家庭提出配合康复训练的具体要求及注意事项。

7. 确定本阶段个体化康复教育的目标。

(二)讨论会需要关注的问题

1. 对评估结果进行全面深入的分析,包括患儿生理年龄与实际年龄的差距、病理学问题与发展水平的关系等。

2. 为求较客观地了解个案的情况,必须全面分析每一份材料(家长问卷、诊疗信息、观察记录等),找出共性和重点问题。

3. 充分考虑个案的优势能力,据此拟定目标的基本步骤,以便能顺利介入,保证初期训练的良好效果。

4. 对个案的家庭表现进行了解与分析,对家庭康复所面临的问题进行有效把握。

5. 掌握患儿的特殊问题，比如患儿是否合并癫痫或肢体疾病等，以便在康复中顾及。

（王晋涛）

第六节 实施个别化康复教育计划

实施个别化康复教育计划是执行目标任务的过程，这是一项系统性的工作，其最终目的是在顺应和提升孤独症儿童个体发展能力的基础上，保证长、短期康复目标的顺利完成，因此需要客观、科学、可行，其中包括实施康复的原则、康复的流程、康复的模式等内容。

一、康复的原则

由于每一个孤独症儿童个体的独特性，在个别化康复教育计划实施的过程中，没有一个固定的模式可以借鉴。在该患儿身上使用有效的方法，不一定适用于另一名患儿。作为康复工作者，除了不断总结经验外，还需要把握以下几个基本原则。

（一）步骤清晰，环环相扣

这是实施个别化康复教育计划的脉络。要明确从什么方面开始入手，一个计划目标的完成需要由哪一个目标承接，实施一个计划需要由哪一些内容奠定基础等等。具有科学而清晰的思路，才能把握个体的发展方向。

例如：理解了或学会表达"没有啦"，才能学习"××没有啦"的句子；培养了某一社会性行为的动机，才能尝试运用这种行为；在强化行为的过程中，患儿理解了奖励与表现之间的关系，才能对情绪有一定的控制等等。

(二) 提升优势，突出重点

这是个别化康复教育计划的主要方法。了解每一个个体自身的优势，并将其作为干预的切入点和其能力的拓展基础，容易让孤独症儿童体会到成功的快乐。在此基础上再牢牢把握其能力发展中的弱项及难点，采取分解问题、个个击破的手法，往往能达到良好的训练效果。

例如：患儿对音乐有独特的兴趣及良好的感受能力，就可以将歌曲、律动穿插在个体训练中，以此提高其认知能力，达到既稳定情绪又提高学习兴趣的目的。

(三) 检核反思，调整修正

这是实施个别化康复教育计划的核心。在实施个别化康复教育计划的过程中，会有许多不确定的因素干扰计划的进程，如孤独症儿童自身的发展基础和能力、个体病症的独有障碍和特质、儿童家庭成员的支持能力及相关支持环境的作用等等。因此，必须顺应每一个个体发展的独特规律，避免一味追求拟定的目标，却与实际发展相脱离。在实施计划的过程中需要经常检验康复教育的效果，及时调整计划的内容及实施的方法，从而达到因材施训的目的。

例如：患儿今年 6 岁，是典型的孤独症患者。通过前期观察，结合他的发展特点，对其进行模仿、大运动、精细动作、手眼协调、语言与认知等多方面的个别化训练。各方面的训练均注意有机地结合。经过一个阶段的干预（4~6 个月左右），其模仿能力、手眼协调及言语运用能力等均得到提高，但听觉注意力集中困难，严重影响着他的学习。因此，康复教育计划在原有的基础上，将重心放在听知觉的训练内容上，用认知及视觉操作结合训练，强化其听觉的执行功能，进而取得了良好的效果。

（四）多方协作，目标一致

这是实施个别化康复教育计划的基本保障。孤独症儿童难以接受事物的变化，难以将所学的知识进行有效的迁移，需要康复训练与日常生活紧密结合，给他们提供多方位的生活体验以及知识泛化的环境。为此，要充分调动各方面的资源（学校、家庭、社会）形成认知水平、协助方式相对一致的支持同盟，为孤独症儿童创设良好的康复教育环境。

二、康复的流程

个别化康复教育方案需要经过目标、计划、实施、检验，再到新一轮目标，这样循环上升。康复教育需要历经无数这样的循环才能帮助孤独症儿童一步步走出孤独，迈向社会。当然还需要在做好流程管理的同时对质量进行把控。（图2-1-8）

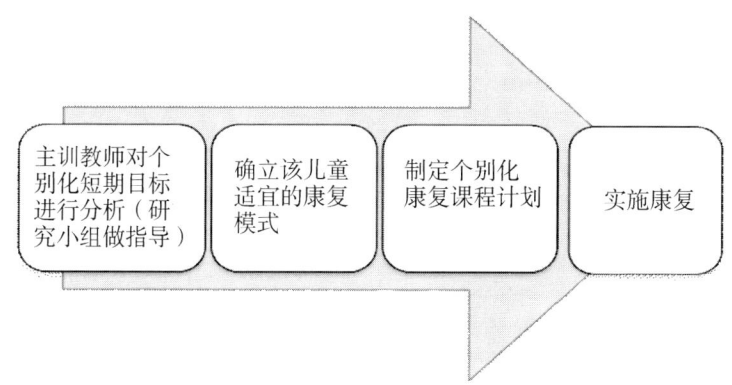

图2-1-8　个别化康复教育计划实施流程

课程计划与短期目标两者之间相辅相成,前者可以理解为过程,后者则是结果。在制定个别化康复教育课程计划之前,需要根据该患儿短期目标的发展项目进行分析,找出其康复的重点及难点,分层次、分步骤设计课程计划。

【例1】目标"儿童会用4~5个字组成的句子表达需要",可以分解成以下若干个课程计划:

1. 在辅助下用简单的手势表达需求;
2. 主动用正确的手势表达需求;
3. 会以个别发音配合动作表达需求;
4. 会以1~2个字配合动作对某一个熟悉的物品表达需求;
5. 会以2~3个字对熟悉的物品表达需求;
6. 会倾向于用3个字左右的简单句主动表达需求;
7. 会主动以4~5个字左右的语句表达需求……

【例2】目标"区分大小",可以分解成以下几个课程计划:

1. 在两个大小不一的同品种、同颜色物品中区分大小;
2. 在两个大小不一的同品种、不同颜色的物品中区分大小;
3. 在多个大小不一的同类、同色物品中区分大小;
4. 在多个大小不一的同类、不同色物品中区分大小;
5. 在相同大或小的不同类物品中区分大小;
6. 在卡片或书中分辨大小;
7. 在生活中运用大小概念……

短期目标中的每一项内容都需要通过若干个课程计划来实施，完成一个个案的某一个短期目标，需要从个体的全方位发展（感知、大小肌肉、认知理解、言语、社会性、生活自理等）来设计层级课程计划。

三、康复的模式

康复的模式是一种整体化结构，是根据孤独症儿童发展的差异及个别化康复教育计划内容来分析个体的发展现状，制定适应于该儿童发展需要的策略及进行等级安排，包括康复项目的设立、康复流程的安排、康复层级的过渡等要素，适应患儿个体发展的需要，用以达到良好的康复效果。（表2-1-4）

表2-1-4 低功能项目康复设置及技术操作参考实例

项目名称	项目主要内容及功能	技术操作参考
个别辅导	个别辅导是处于第一阶梯的孤独症儿童最为重要的康复项目，针对个体存在的行为情绪问题进行一对一强化干预，帮助他们初步适应环境、遵循常规、理解康复流程，可发挥良好的康复效能。同时，也是康复教师了解康复对象特征的重要环节	ABA应用行为分析法、PECS图片交换系统、TEACCH环境流程等康复技术相结合，并融入PCI游戏理念
感觉统合	利用感觉统合器材及相关综合器具进行肢体按摩、器具操作技能、器具运用常规等方面的训练，在熟悉基本的器具使用方法过程中使感觉系统得到基本的提升	依照个体差异及感统失调重点进行针对性训练（通过感觉统合评估）；也可参与PCI游戏化理念，提高训练过程的游戏性

续表

项目名称	项目主要内容及功能	技术操作参考
日常生活	运用视觉提示卡结合自理生活训练（脱鞋、洗手、饮水、表达需求、用餐等），以流程卡做指引，结合语言理解训练，初步建立正确的需求方式，培养基本的自理生活技能	TEACCH 结构化环境结合 PECS 图片交换系统
音乐游戏	愉悦性音乐游戏、运动式音乐游戏及视听动结合的感官音律训练等以感官刺激为主的音乐训练模式，以提高患儿的兴趣及感知水平	可运用奥尔夫音乐、动态感知等音乐内容及节奏的适应性训练内容

（一）设立康复模式的原则

康复模式是计划实施的组织基础。适宜的康复模式对个体康复效果的提升具有良好的推动作用，为此可把握以下几个基本原则：

1. 多功能设置原则　这是康复模式的整体发展原则。孤独症儿童的发育存在多方面的障碍，康复模式需要综合多种项目并进行相应的组合，目的是提升儿童各发展领域的功能，需要各项目之间相互作用、资源互补，也可根据儿童的个体差异调整项目的重点。例如：有针对性的个别训练与操作、参与互动性的小组游戏、实践性的社会场景训练等等。

2. 动静交替原则　这是康复模式的弹性项目原则。首先，项目之间需注意康复节奏，避免单调和疲劳，如需要将动与静的项目交替安排；其次，在每一个训练项目之中，要注意针对儿童注意力的持久程度及时调整训练的内容和形式，使儿童保持良好的参与状态。例如：个别辅导活动后，安排运动游戏或综合性音乐感知游戏等训练活动。

3. 视觉导向原则　这是康复模式的环境策略。大多数孤独症儿童视觉注意优于听觉注意，需要通过环境的视觉提示做媒介来提升各方面的能力。也有一部分语言能力较差的儿童需要以视觉提示作为学习的导向。例如：TEACCH 结构化教学的环境策略及图片交换系统的视觉原理等。

4. 过渡性发展原则　这是康复模式的阶梯发展性原则。康复模式需要根据儿童的不同发展状况对应安排。每一套康复模式在设置项目与内容方面都需要考虑儿童的发展水平，并设置不同的康复项目或同项目不同康复重点及方法，使康复模式之间形成阶梯式上升框架，保证孤独症儿童持续发展的需要。

5. 游戏性贯穿原则　游戏是儿童最喜欢的活动形式，孤独症儿童亦然。生动活泼的游戏往往能吸引他们的注意，调动他们的情绪，给他们的感官予以强烈刺激，从而提高孤独症儿童学习的兴趣。

（二）康复模式的等级策略

机构康复是结构性、综合性、适应性、整体性的康复行为，既要考虑每一个个体存在的问题及其需要，也要考虑孤独症儿童发展的整体趋势。应当设计阶梯性康复框架，以便于建立相对稳定而有效的群体康复管理机制，从而提高康复机构的运作效率。

1. 第一阶梯模式　适用于较为典型的或干预前期的孤独症儿童。其一般表现为：感知觉能力差、行为紊乱、无明显有意义语言、无需求表达的适宜方式、难以正确执行简单的生活指令等等。康复训练要把握其主要存在的问题,以个体化训练为主要形式,以感知觉训练为主要内容,采取一对一强化干预、环境适应性训练、愉悦性音乐游戏训练等综合方式进行干预。

2. 第二阶梯模式　经过第一阶梯的康复训练,孤独症儿童开始具备一定的情绪与行为调控能力,也开始执行一些简单的指令,语言运用和言语理解开始发展。这时,康复训练可以运用个别化训练与小组训练相结合的形式,以社会适应性基础能力训练为主要内容,采取一对一个体干预、行为调控、基础沟通技能的演练等方式进行干预。

3. 第三阶梯模式　经过第二阶梯的康复训练,孤独症儿童社会认知能力得到一定的提高,沟通的意愿进一步加强,并开始关注自身社会性行为方式对周围环境与人的影响。这时主要康复目标应以社会适应性技能的建构及运用为主,辅以社会互动性的小组模式进行训练,为其步入正常儿童的学习生活做准备。

(王晋涛)

第七节　机构康复环境的建立

康复环境是孤独症儿童康复训练过程中不可或缺的重要因素。良好的康复环境能起到凸显和谐、美化气氛及提示引导等作用,更是康复手段的重要组成部分。

大多数孤独症儿童以视觉学习的方式摄取知识,系统而有序的环境组织能提高他们的认知与理解能力;同时,人与环境、人与人之间的动态和谐可为孤独症儿童带来更直接的影响。

例如：用图片进行排列来显示作息的时间表，指示特定时间的特定活动（程序时间表、个人工作系统），以提高孤独症儿童生活的结构性和可预测性，帮助他们控制行为，加深对事物的理解，减少由于事物多变而产生的负面反应。

康复环境包括物质环境（场地及场地规划、环境材料的视觉处理）和人文环境两个方面。

一、物质环境

物质环境是一种可控性较强的环境策略，可根据孤独症儿童的特征，人为地设立一定的物质基础，协助康复目标与计划的达成。它包括场地安排与设置要求等内容。

（一）场地安排

康复机构的康复场地可以进行分区域、分功能的安排，一般包括集体性康复训练场地（感统运动治疗室、音乐治疗室、社会功能室、感官治疗室及相关物理治疗室）、小范围康复训练场地（个别训练室、个别操作室、康复辅助仪器治疗室、个别行为矫治室等）及配套的功能室（办公、生活功能室）等。

1. 区域设置要求

（1）各区域分隔明显，个训工作区与集体活动区要分开。

（2）各训练区面积适宜，个训室不应当过大，视觉干扰要小；感觉统合室15米×8米左右、个训室5~6平方米左右，小组训练室14平方米左右，社会适应性能力训练室25平方米左右（根据各项训练项目的需要设立）。

（3）学习场地光线充足，安静。

（4）墙面色彩明快而简洁，杜绝繁杂。

（5）场地角边处理、材料放置方法等，均要考虑安全问题。

2. 环境布置要求

（1）避免色彩及粘贴内容杂乱无章，以免干扰视觉注意。

（2）避免提示性视觉材料与装饰性材料混合。

（3）避免物品的随意置放。

（4）避免人声的交互干扰。

（5）避免外饰内容变化频繁。

（二）视觉导向

视觉导向是在顺应孤独症儿童学习优势的基础上建立的视觉学习环境，是设立康复环境的重要原则，也是个别化康复计划得以顺利实施的重要因素。

1. 视觉导向的作用

（1）可以以照片、图片、文字、实物等视觉材料突出康复训练视觉提示特征。

（2）可以是孤独症儿童进行沟通交流的工具：给出图片以表达要求，获取图片以用于沟通。

（3）可以是康复流程的一个锁链。

（4）可以是行为规则的指引。

（5）可以是康复训练中的某一个内容或目标。

2. 视觉导向的功能

（1）帮助孤独症儿童有组织、有次序地完成目标任务。

（2）培养孤独症儿童良好的生活学习习惯及自理能力。

（3）训练孤独症儿童建立正确的沟通方式与方法。

（4）提高孤独症儿童的基础认知水平和理解能力。

（三）几种实用的视觉学习方法

1. 结构化（TEACCH）　充分利用孤独症儿童的视觉优势，通过实物卡片、图片、标记等可视性强的媒介来表明要学习的内容和步骤；并通过这些提示帮助孤独症儿童形成良好的行为规范、学会掌握自己的作息活动、自发调控自己的活动与行为。（图 2-1-9～图 2-1-12）

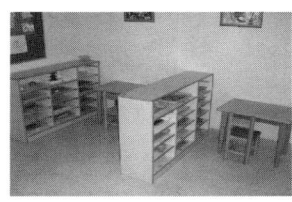

图 2-1-9　有序的个别操作环境

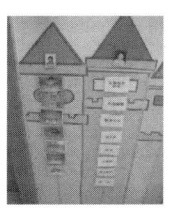

图 2-1-10　个人工作程序表

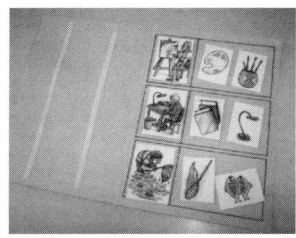

图 2-1-11　个别操作学习文件夹之未完成栏

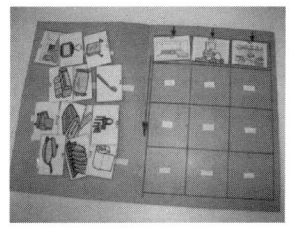

图 2-1-12　个别操作学习文件夹之完成栏

2. 图片交换沟通系统（PECS）　是专为孤独症儿童设计的语言沟通法，在充分利用孤独症儿童视觉优势的基础上，弥补孤独症儿童听觉理解水平低的缺陷，在图片交换的过程中增强对事物的对应理解，同时引发主动沟通的机会。（图 2-1-13、2-1-14）

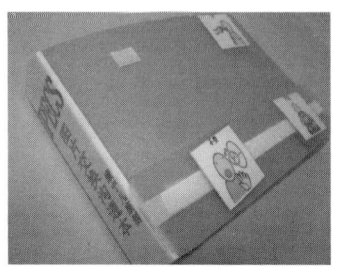 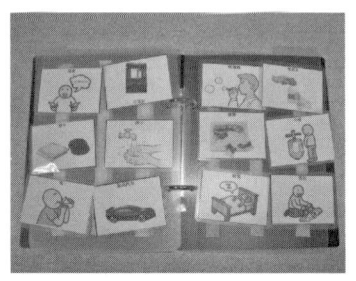

图2-1-13　PECS本及句子条　　图2-1-14　PECS本中的卡片

3. 社交故事（Social story）　社交故事的方法属于比较晚出的孤独症视觉理解干预方法。这种方法也强调视觉的应用在对孤独症儿童训练教育中的重要作用。

孤独症儿童根本缺乏"透视别人的能力"，存放在脑中的社交行为资料也是杂乱无章的，每当他们面对一个社交处境时，便无法在数据库中提取相关的资料，进而作出应有的社交反应。将社会认知环节进行绘制编排，使之视觉化，可帮助患儿分类整理他们的社交数据库，并逐步积累，建立基础的社会交往技能。（图2-1-15、图2-1-16）

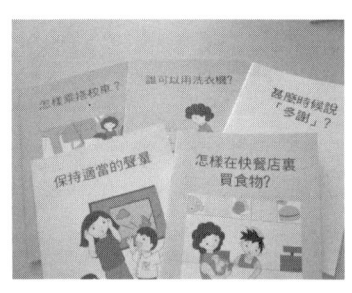 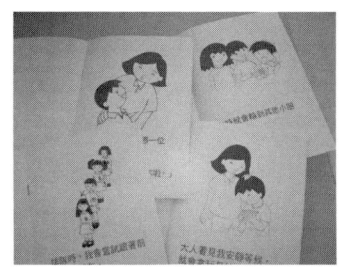

图2-1-15　社交故事书　　图2-1-16　社交故事书中的内容与插图

总之，一个富于视觉材料的感知环境，对孤独症儿童的学习安排、计划组织、任务意识等能力的提升都有极大的帮助。

二、人文环境

人文环境是一种软环境，是孤独症儿童康复过程中的组织性环境。它包括在一定环境中康复工作者与被康复者之间的人员比例、人员安排、交流方式及为达到康复目标而建立的一系列调控手段等等。

环境适应性水平不均衡、行为刻板、缺少沟通与互动的基础技能等等特征，是孤独症儿童在建立良好的人际关系方面存在的最大障碍。一方面，孤独症儿童在人际交流、社会认知以及情绪调节方面具有突出的困难，缺少参与交往所必需的能力和技巧。另一方面，与之打交道的人（教师、父母、亲人）缺乏支持他们建立这些基础能力的认知和技能。

因此，社会性人文环境的建立是一项重要的工作。需要将康复过程中的沟通支持环境以及随机适应性行为的调控等因素作为干预的辅助手段，用以激发孤独症儿童的沟通行为，帮助他们获得更多的沟通经验，从而达到随机调控的目的。这就需要准确了解孤独症儿童的特征，努力为其提供潜移默化、机动灵活的环境治疗氛围。例如：在其情绪波动时提供可预测性的支持；在其难以对生活语言作出正确的回应时提供适宜的帮助（意义简洁的语言、明确的指令、重复程度高的语言沟通行为等）；在其表现出不适宜的刻板行为时能够及时转换训练方式并且调整教学手法等等。

（一）具体操作指标

1. 有良好的结构体系　有特定的方法规定什么人在什么时候做什么事情，包括康复流程的安排及康复项目的衔接等。

例如：小组活动中有个别语言理解能力过差而难以和群的

患儿，需要准备相应的视觉提示材料辅助其理解活动意义，从而顺利完成小组康复活动。

2. 有良好的调控手段　有相应的条件保证康复活动能按计划延续，包括康复活动的配套设施准备、活动预案等。

例如：小组音乐活动中的某一段音乐将会给其中一名患儿带来较大的情绪干扰，事先需要进行一定的脱敏训练。

3. 有可控性预期　可以事先对以下活动中将要出现的问题有所预料，并做好相应的准备，包括对个体在特定条件下可能发生的行为准备好需要采取的行为替代方式。

例如：一名患儿每次进入个训室，均要在置物架的盘子上拿捏一个可发出特殊声音的玩具小狗，康复教师可以先转移玩具小狗的位置，使患儿改变固有的位置概念；也可以用不发声的玩具替代。

(二) 环境条件的建立

1. 以康复机构为单位进行整体规划，使康复观念协调统一、康复设施的配置科学有序。

2. 康复教师需要有良好的调控能力，牢牢把握孤独症儿童的行为特征，灵活运用各种干预方法。

3. 良好的康复氛围有利于孤独症儿童各项能力的逐步提高，需要建立适宜的环境，教师、家长及相关工作人员之间沟通顺畅与和睦的氛围。

4. 人文环境与物质环境紧密结合，优势互补，使康复环境真正起到康复训练或辅助训练的作用。

(王晋涛)

第二编
早期康复与服务

第八节 康复机构的质量监控

加强孤独症儿童康复教育过程的质量管理，是提高孤独症儿童康复效果和机构工作质量的重要手段。在康复实践中获取信息、引出思考，在思考中展开分析、寻求对策等实践过程，需要科学规范的工作标准来指导。

建立康复机构的质量控制体系，判断、检测、评价机构康复过程的科学性，是机构发展必须应对的重要问题，也是康复机构发展的目标之一。

孤独症儿童康复事业发展多年以来，康复机构拥有各自的质量管理标准，也制定了一些检测、评估、统计的指标；一些发展时期较长的相关康复机构甚至通过了ISO9000的质量标准认证。这些努力在一定程度上推进了机构康复质量及管理水平的提高。但是更多的质量控制标准在内容上、形式上都相对比较空泛，比较上位，不易操作，缺乏科学性、实用性，难以达到监控的目的。

因此，无论是机构的管理者还是康复训练的操作者，无论是从计划实施的角度还是从提高质量的角度，都希望在不久的将来出台具有导向作用且便于操作与改进的载体、方法和策略，避免康复训练的盲目性，提高康复训练的有效性。

一、质量管理

质量管理是机构工作的核心，是完成机构康复服务任务的保障。良好的质量管理可以彰显机构运营的能力与水平，并可推动机构业务水平的持续发展。

孤独症康复机构的质量管理工作要符合本机构的服务方向、服务类别、服务特点及实践经验。质量管理包括制度管理、项目管理等内容，不同机构有着不同的特点。

(一) 制度管理

制度是一切工作的指南，也是检验康复质量最重要的指标。康复机构的制度基本包括工作制度、工作规范、工作职责及工作流程等。

1. 工作制度　工作制度包括行政管理制度和业务管理制度等类别。每一项制度必须结合机构工作实际情况来制定，制度内容具有可监控性及可操作性。

例如：《家长工作制度》、《档案管理制度》、《培训进修制度》、《卫生安全制度》、《器材管理制度》等行政管理制度，以及《沟通协调制度》、《业务考核制度》、《业务学习制度》、《质量监管制度》、《训练交接制度》、《训练室工作制度》等业务管理制度。

2. 工作规范　工作规范亦称岗位标准，是康复过程的行动指南，是对机构各项事务或行为、素质要求等的统一规定，其中包括职业行为的规范、康复操作的规范等。

例如：《家长工作规范》、《教师职业操作规范》、《康复计划实施规范》、《医疗设备操作规范》、《保护患儿隐私措施》、《训练场地安全条例》等服务规范。

3. 工作职责　工作职责是根据工作任务的需要确立工作岗位名称及其数量，并对各种岗位的工作内容和相应的责任进行规定，是职务与责任的统一。

例如：《康复教师工作职责》、《业务主管工作职责》、《财会人员工作职责》、《技术研究组工作职责》等等职责要求。

4. 工作流程　工作流程也是一种工作规范，是用简明的结构图示指明操作的过程与方法。机构流程设置要考虑科学性、实用性与可操作性，避免流程之间重复、繁琐、相互制约的问题，保证各流程之间相对独立又相互联系，内容包括业务管理、计划实施、项目推进、辅助服务等流程。(图2-1-17、2-1-18)

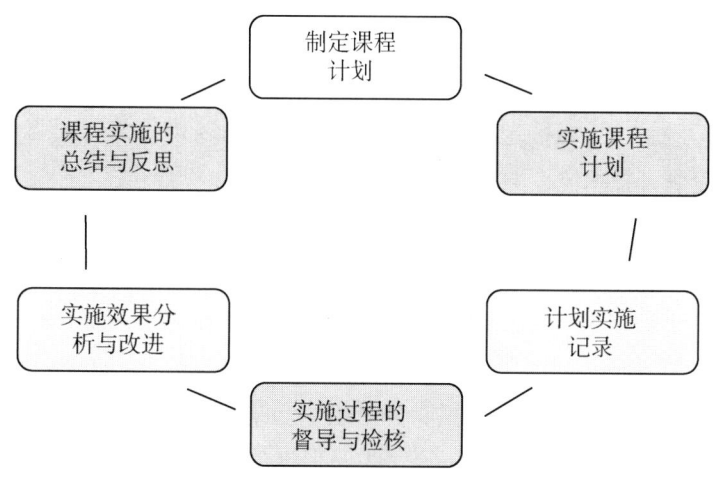

图2-1-17　**课程计划实施流程**

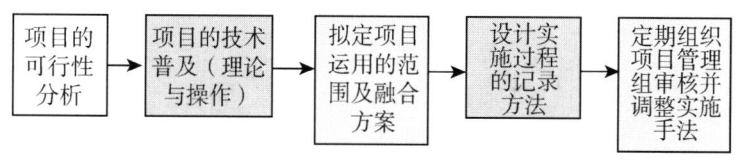

图2-1-18　**项目推进工作流程**

(二) 项目管理

项目管理是针对康复机构发展项目的推行进行监督管理的，比如针对新技术的引进与运用、开设新的康复模式等项目的管理。实施中既要考虑项目的可行性、可控性，也要考虑项目与整体康复技术的融合一致性。

以图片交换沟通系统（PECS）的项目推行为例：

首先，需要对PECS理论基础、运用原则、相关实践经验、科学验证的文献等进行详细的了解与论证，并分析本机构自身的发展状况、能力水平，才能制订出可行性方案。

其次，在项目实施前需要做好充分的技术准备，包括理论知识的学习、技术操作手法的掌握、服务对象的实用性分析、操作材料的准备、家庭的协助等等，切忌盲目推行。

最后，需要拟定实施目标、准备实施的环境，并对项目的质量制订技术监控方案。

二、质量监控

质量监控是检验康复服务质量的基本手段，是系统性很强的组织工作。在建立与推行时，需要把康复服务过程的各个环节、各个部门的活动与职能合理组织起来，形成一个任务、职责、权限明确，能相互协调、相互促进的有机整体，逐步形成质量监控的长效运行机制。（参见图2-1-1）

（一）实施原则

1. **目标性原则** 需要根据康复服务计划实施流程的技术要求，有目标、有计划地检查课程计划或项目计划实施的情况，及时矫正目标偏离的方向，确保各级康复服务目标顺利实现。

2. **全面性原则** 调动康复机构各方面的资源，利用各项信息，让人人都成为质量监控系统中的一分子，共同围绕孤独症儿童及家庭这个服务主体，进行全面的质量监控。

3. **系统性原则** 由各方（康复业务、后勤管理、功能康复）构成一个多层次、较完整的管理系统，使监控过程形成一个科学的联动网络。

4. 全程性原则　质量监控涉及康复服务的全过程。通过事先监控准备过程，事中监控实施过程，事后监控整改过程，然后进入下一循环的监控过程。

（二）监控内容

机构质量监控的内容极其广泛，功能繁杂，需要将康复效果及康复质量作为监控内容的重点，并根据本机构的服务水平及服务能力设计质量监控的内容与方法。（表2-1-5、2-1-6）

1. 康复技术水平的结构分析与监控　康复教师的职业比例，康复教师的水平比例，康复技术的运用状况，康复服务的能力等等。

2. 康复目标达成度的分析与监控　发展过程的优势项目比，低、中、高康复功能组的比例变化等等。

3. 自我发展性评价与监控　康复质量的跟踪分析，个体和群体的跟踪分析，服务人员技术发展的跟踪分析等等。

4. 康复的有效性分析与监控　康复效度、信度，个案的显效率等等。

表2-1-5　业务督导记录表

督导日期	督导项目	督导情况记录	分析与交流	督导者	被督导者
年 月 日	实操□ 计划□ 记录□ 家长□ 工作□ 其他□		提取经验： 提出问题：	签字 确认	签字 确认

表2-1-6 个案分析讨论表

儿童姓名___年龄___训练编号___主训老师___日期___年_月_日			
提出问题	难点	1.	
^	^	2.	
^	^	3.	
^	其他		
讨论问题			
解决方案			
参与讨论人员	主持：	参与：	

（三）监控方法

1. 适时质量监控　适时质量监控也可以解释为日常状态检测，可通过观、查、问、断等方法进行。

（1）观（观察）：走进康复教师实际操作的流程中观察，从干预训练的手法与运用等方面捕捉问题，寻求改进的契机。

例如：教师在操作中是否把握了儿童的能力点并加以拓展？是否合理运用视觉提示物？强化物的使用是否灵活？材料的运用与控制是否恰当？观察之后随机做好记录。

（2）查（检查）：检查日常干预训练的记录资料，就康复计划与内容安排的合理性及实施过程的记录手法进行科学的分析，找出问题，及时调整与改进。

例如：检查康复内容与材料的选择是否与目标相匹配？是否抓住了儿童的主要或重点问题？内容的安排是否有延续性？

当计划实施遇到阻碍时是否及时调整难度？

（3）问（互动）：向计划实施者提出问题，在质疑与释疑的过程中审视问题，在分享与交流的过程中深入思考。

例如：以什么方法和手段体现本次计划实施的重点？某种操作手法寓意要达到什么目标？

（4）断（诊断）：对发现的问题进行分析与反思，建构更合理更科学的训练内容及操作手法。

2. 阶段质量监控　　阶段质量监控需要对每一个阶段计划的实施与实施效果进行审视，为拟定下一个阶段计划做准备。可以通过以下几种方式进行。

（1）审视个体阶段康复计划与上一阶段计划在承接过程中的调整是否及时。

（2）审视总结内容与操作过程的个案记录是否相符。

（3）审视计划与实施内容是否偏离了个体康复发展目标的轨道。

（4）审视是否把握住了问题的症结并提出了矫正措施等等。

3. 目标质量监控　　目标质量监控就是康复机构对目标的拟定范围、拟定内容及实施流程做整体督察检验，包括孤独症儿童康复目标、康复实施者成长目标、儿童家长成长目标及康复机构成长目标等。坚持质量监控，不但能增强康复教师的质量意识、责任意识，也可提高康复机构的使命感，促进机构康复质量的整体提升。

4. 质量考核监控　　以视频分析的方式，对康复教师训练操作进行考核，从中了解康复过程中的技术运用手法与技能，总结经验，找出差距，及时调整。

5. 综合资料监控　　将来自家长的反馈、评估的结果、康复记录资料等等进行全面分析，找出问题发生的症结，调整目标。

三、效果评价

对孤独症儿童康复机构进行效果评价，大多通过专家组织的相关科研课题，做一些研究性分析。康复工作中实用型效果检测方法还有待提高水平。目前，康复效果的检验可以通过对评估结果的分析、图表分析、家庭问卷、目标达成检验等多种手法进行一些尝试，为建立科学、规范的效果评价体系打基础。

（一）量化评估

孤独症儿童在康复过程中需要定期进行测评，这是掌握个体康复状况、调整康复手法、拟定下一阶段康复目标的重要依据。

1. 诊断量表测评　量表的测评分值可以鉴定孤独症儿童在干预后症状的减轻程度，为下一步康复目标与训练重点提供借鉴。

例如：可利用《孤独症儿童行为量表（ABC）》、《儿童孤独症评定量表（CARS）》进行前后对比。《孤独症儿童行为量表（ABC）》将儿童的语言、躯体运动、生活自理、感觉及交往5个因子分值与干预前的评估分值进行对比，了解患儿在5个领域中病症减轻的程度。《儿童孤独症评定量表（CARS）》的测评，通过对人际关系、模仿、情感反应、视听觉反应、与非生命物的关系、对环境变化的适应、语言交流等15个领域，进行包括正常、轻度异常、中度异常、重度异常四级测评，可以全面分析患儿在各个领域的干预效果。

2. 《心理教育评定量表（C-PEP）》前后测效果分析　定期

运用《心理教育评定量表（C-PEP）》对个案进行测评，是制定康复训练目标的重要依据。其目的是把握个案发展状况，修订目标与计划，使康复训练更有针对性。（图2-1-19、表2-1-7）

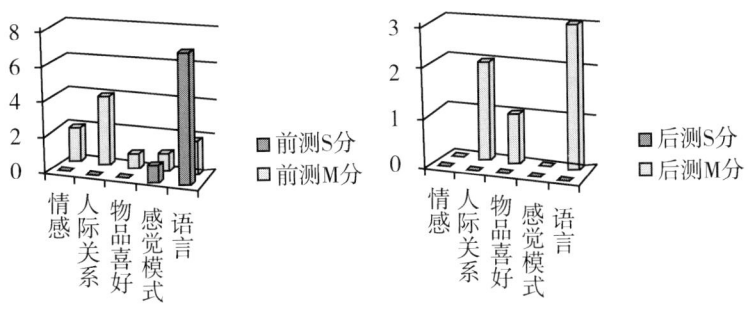

图2-1-19　C-PEP个案病理学前后测分析

表2-1-7　C-PEP病理部分分析

前分析	后分析
患儿2岁诊断为疑似孤独症，并进行C-PEP测评。结果显现患儿各方面的发展基本均衡，除口语发展外，均接近实际年龄。但病理部分显现情感的社会性反应及物品喜好有少许不适宜，重点问题在于语言功能较严重的发育障碍，并影响人际沟通；感觉模式方面考虑患儿的年龄因素，处于正常范围	经过1年的干预，C-PEP后显示该患儿情感特征及感觉模式趋于正常；语言的基础功能逐渐提升，并表现出运用语言进行沟通的兴趣，沟通行为得到发展。孤独症病理特征表现不明显，发展分值超出实际年龄，基本接近于正常儿童。应属于言语发育障碍患儿

（二）项目测评

项目测评是将各种发展项目根据其发展的规律，制成一定的发展顺序或相关条目，并设一定的分值或等级，对个案进行

测评后统计其总分,然后进行前后测分值比较,以检验此项目的康复效果。(表2-1-8)

表2-1-8 阿斯伯格症儿童社会性水平的康复效果测评表

序号	测评内容	测评等级(打√选择)			
		完全达到	基本达到	部分达到	未达到
1	能主动引发、持续及终止社会互动				
2	能和不同年龄、背景的人产生互动				
3	能扮演家庭、社区及学习中的各种角色				
4	能享受参观旅行的活动				
5	能接受他人的协助并有良好的反馈				
6	对他人能提供相应的协助				
7	能与他人分享自己的快乐和事物				
8	能安全地在社区内活动(如公园、教室)				
9	能排队等候				
10	能到餐厅用餐				
11	能协助家中或幼儿园的工作				
12	能参与购物及消费				
13	能参与课外活动				
14	能参与小组活动				
15	能参与静态和动态团体活动(团体游戏、运动等)				
16	会区分与熟悉的人及陌生人的互动方式				

续表

序号	测评内容	测评等级（打√选择）			
		完全达到	基本达到	部分达到	未达到
17	能适当地回应人、事、物				
18	独处或与人共处时，能保持适宜的社会行为				
19	能独自从事动态及静态的活动（如看电视）				
20	能适应日常作息活动的转移				
21	能适应作息中不可预期的改变				
22	会整理或看管个人的物品（如玩具文具用品）				
23	可以独自完成游戏/工作，没有不适当的挫折感				
24	能和他人一起玩或一起工作				
25	能和普通幼儿互动				
26	对警告或危险的讯号有反应（如听到警报器声会逃离）				
27	会选择喜欢的物品、卡通节目、人及娱乐项目				
28	会遵守团体的规则				
	合计				

计分说明：完全达到记"4分"；基本达到记"3分"；部分达到记"2分"；未达到记"1分"

测评多级内容的项目，可以分析出主题项目中的分项目在其中所占的比例,有助于调整分项目的侧重干预目标,使患儿协调发展。

例如:"知觉—听知觉"发展测评。包括:听觉察知、听觉分辨、听觉识别及听觉理解四部分,每一部分均以上一部分为基础,经过测评对照,可以有效调整分项目的重点和难点,而为把握个体听知觉发展的特征提供依据。

(三) 图表分析与康复效果

将多项统计或测评内容以图标形式标示出来,从中可以看到每项康复效果的走势,这样做便可以给康复目标与计划的设立提供辅助。(图2-1-20)

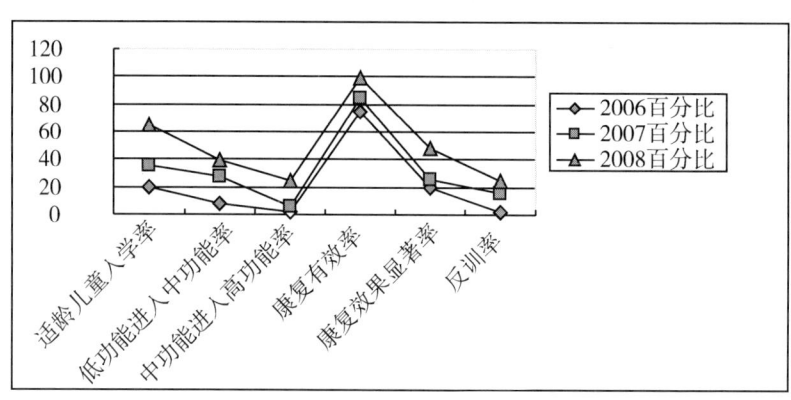

图2-1-20 康复效果分配率

四、家庭问卷与康复效果

通过定期家庭满意度等调查问卷的形式,可以从患儿家庭的角度分析出康复教育的效果,也为机构康复服务水平的提高和康复技能的改善提供一定的借鉴。(表2-1-9)

表2-1-9　家长满意度调查（打"√"选择）

满意度	管理工作	服务态度	技术运用	家长指导	沟通方式	康复流程	康复效果
非常满意							
比较满意							
基本满意							
不满意							

（王晋涛）

第九节　康复技术的借鉴与运用

近10年来，孤独症康复行业引进了多种欧美等发达国家的孤独症儿童康复技术，其中有良好效果的康复理论及技术，为孤独症儿童康复工作提供了非常宝贵的经验及指导。发源于美国的"应用行为分析法"、"TEACCH结构化课程"、"关系发展干预RDI"及"图片交换沟通系统"等训练技术，均得到一定的推广和运用。

在孤独症儿童康复事业发展初期，康复机构需要引进和运用这些技术经验作为指导，更需要学会正确地运用经验、总结经验和发展经验。在选择运用某种康复技术前，进行多方面的思考与检验，为顺利运用康复技术做好充分的准备。因此，需要本着科学严谨的态度，深入了解每一种康复技术的理论基础及操作手法，避免盲目运用。

孤独症是生物、教育、心理等领域的尖端课题，攻克它，意志和智慧缺一不可。社会交往障碍又是孤独症最核心、最本质的特征，每一种方法的使用，每一个训练细节，都需要与孤独症儿童的社会化发展产生有机的联系，康复机构如果意识到这点，并自觉地落实在训练中，也就抓住了孤独症康复教育的精髓。

一、新技术运用前的准备

（一）需要注意的问题

1. 运用新技术之前，要进行可行性分析，分析该项技术是否与机构本身的发展需求相匹配。

2. 掌握该项技术的基本操作规程，包括技术规范、操作流程、记录手法及相关配套设施的准备等。

例如：引进"TEACCH结构化课程"时，不但要掌握5个重要部分的技术常规、项目的评估方法，还要设立一定的视觉环境，更要有相关能力的人员随机创造性地补充视觉训练材料等。

3. 操作人员需要经过严格的技术培训及实操演练，尽可能避免因匆忙上马而造成的不良后果。

4. 由于各种康复技术均有自己的适宜对象及操作要求，各自存在着一定的局限性，所以需要对其运用的范围及适宜对象进行技术性分析，对实施者也有一定的要求。

例如："社交故事疗法"需要通过文字和图画来表现，对于阅读能力很差或没有阅读能力的孤独症儿童来说，只能以图案的形式表现。就是有现成的故事图集，也需要实施者随机标以符号或辅助图来帮助其理解，需要实施者掌握绘画技能。另外，一些专家也认为应用"社交故事疗法"，并不能帮助患儿掌握社交常识,虽然可以提供信息并巩固患儿所掌握的知识,但难以使他们自发、恰当地运用。

5. 如果条件许可的话,需要先设立实验组,在此项技术娴熟的专业人员的跟踪指导下,进行相应的尝试与检验后,再逐步推广。

(二) 需要避免的问题

1. 避免无选择、未论证地滥用康复技术　有的康复技术未经实践检验,运用过程中需要慎重,要边思考、边探究、边总结。有的康复机构为提高宣传力度,吸引患儿与家长,未考查其运用的价值,只了解一些皮毛就盲目上马,这是十分错误的做法。

2. 避免直接把康复技术设立为项目让家长自行选择　有的康复机构直接把康复技术名称设立为收费项目,或套餐式,或单一式,未经过适应性分析,就让家长为孩子选择项目。这样将会造成片面性干预及干预不恰当等问题,影响孩子的康复效果。

3. 避免将各门康复技术割裂开来　每一门康复技术都有独特价值,也有独特的优势区域,需要科学而综合地运用,不能割裂。

4. 避免只用不研、只照搬不思考、只知皮毛不知真谛　这样就不可能了解各项技术的实质,就会偏离技术理论基础,阻碍康复机构的发展。

二、相关康复技术及方法简介

每一种康复技术均有其独特的理论依据,也有其独特的优势区域。康复技术运用的原则是:集众家之所长,结合机构自身发展的特点,科学、合理地建构适应本机构发展的康复模式,并且发挥各项康复技术的最大效能。

(一)应用行为分析法

应用行为分析法(Applied Behaviour Analysis)简称ABA,是建立在行为科学理念上的一种增强、结构化的教育方法,它来源于心理学家B.F.斯金纳的经典理论。斯金纳经过实验认为,人类的行为受特定条件下行为的结果影响。行为的结果决定了特定行为在将来增加或者减少。在ABA原理基础上发展出来一系列教育和干预孤独症儿童的特殊技术,其中以回合试验教学最为经典,还包括其他如自然情境下教学的技术等等。根据行为的复杂程度,还可以进行以任务分解为特征的行为链教学,如穿衣服、洗手等。

回合试验教学(Discrete Trial Teaching)即DTT,教学过程包括多"回合",每个"回合"都有明确的开始和结束,具体过程由三环节组成:给孩子发出指令或要求(刺激)——促使孩子对指令或要求的回答或作出反应(反应)——结果(强化或消退孩子的反应)。(图2-1-21)

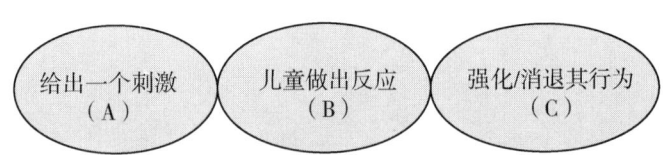

图2-1-21 回合试验教学基本操作示意图

ABA在训练中非常讲究正确运用辅助、强化及精确的记录,此方法对孩子形成良好的生活常规,促进基础的学习能力及建立社会化功能均有一定效果。操作的前提是:必须给孩子制定一个完整的延续性计划。

(二) TEACCH 结构化教学法

结构化教学法（Treatment and Education of Autistic and Communication handicapped Children）是 1970 年由 EricSchople 创建的，是美国北卡罗莱那大学的一个公共卫生项目，即孤独症与沟通障碍儿童的治疗教育计划，简称 TEACCH，也称为系统化教学法。

项目包括诊断、评价、结构化教育、个体发育计划、社会技巧训练、职业训练、家庭和社区计划，以及父母训练和咨询。这是一个以社区为基础，旨在改进孤独症和社交障碍儿童与家庭、亲人、社会相互理解，相互交流，相互沟通的教育项目。

目前，结构化教学法（TEACCH）是孤独症和社交障碍儿童治疗和教育的代名词。TEACCH 项目经过 30 年的研究，已成为治疗和教育孤独症儿童非常有效的综合性措施。据统计，经过 TEACCH 训练的孤独症儿童中有 47% 可回归社会。TEACCH 课程的最大特色是：它以对孤独症儿童的思想、学习和行为特点认识为基础，兼采取"结构化教学"的原理，帮助儿童系统地安排教学环境、材料及程序。这种训练模式能够增加孤独症孩子对环境的适应及理解能力，减轻焦虑，安定情绪，培养他们的独立生活能力。

这种教学法将其中五个重要组成部分（两个策略、三种形式）灵活地运用于康复训练中，利用图片、照片等视觉材料给孤独症儿童提供视觉提示，帮助他们提高理解能力，同时通过视觉提示卡安排一日活动的流程，从而培养孤独症儿童严谨的生活习惯、良好的生活常规及完成任务的意识。（图 2-1-22）

(三) Floor Time 地板时间

地板时间（Floor Time），是一套以发展性（Developmental、

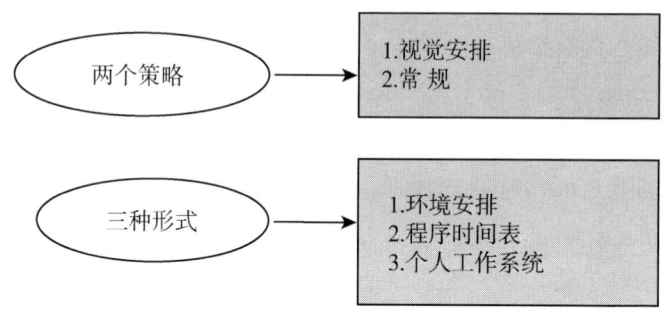

图 2-1-22 TEACCH 的组成

个别差异（Individual difference）和关系为本（Relationship-based）理论为核心的训练方法。这套理论由美国两位著名的学者史丹利·葛林斯班（Stanley Greenspan）和塞丽娜·薇德（Serena Wieder）共同创立，主要强调情绪培育是孩子学习和发展其他能力的重要基础。

Floor Time 课程便是按该理论提倡的六个儿童情绪发展阶段，通过一对一活动形式，以孩子为主导、导师参与及响应孩子的行动，从而逐步与孩子建立关系，引发互动和沟通，以提升孩子的学习动机。此方法尤其适合能力较弱、缺乏目光接触和专注力的孤独症儿童，并能有效地为他们建立重要的学习基础。

Floor Time 的训练原则就是参与和尊重孩子，主要通过手势、语言和假想游戏来干预。

1. Floor Time 的六个发展阶段

（1）开始交流的回合：调整自己并紧随孩子的兴趣。

（2）结束交流的回合：允许孩子以你扩展的内容作为结束。

（3）双向沟通：孩子会有一个情绪化的对话，并能够开始和结束沟通。你需要热情地作出反应，并使孩子能够使用口头语言或肢体语言作出回应。在普通孩子中，6~18个月已具有这种能力。

（4）扩展戏剧的内容：在想象力和思维方面，把自己调整到孩子能理解的程度，并通过手势和语言引导孩子进步。

（5）情绪化思维：孩子学会详细描述幻想的事物，并且能够把不同的想法联系到一起（3~5岁）。

（6）分享的意义：孩子开始用语言或假想游戏与人交流，游戏中也开始有情感主题。孩子不仅以此表达自己的所想和所需，而且还可以扩展想象力和创造力（18~36个月）。

2. Floor Time 的五个实施步骤（表2-1-10）

（1）观察：有效的观察，既要听也要看一个孩子的基本情况。孩子的面部表情、声调、手势、肢体语言和言语会帮助干预者决定如何接近孩子。

1）孩子的行为是否放松，表现是否自然？
2）孩子是否逃避或不想交流？
3）孩子是否很兴奋？
4）孩子是否很主动？

（2）接近：这是开始交流的回合。一旦了解了孩子的状态和孤独症类型，指导者就要使用适宜的语言和手势试着接近孩子，主动开始与他交流，然后了解孩子的兴趣所在。

（3）以孩子为主导：指导者主动接近孩子后，要以孩子为主导。简单地说，是在游戏中作为一个从属的伙伴，让孩子决定游戏的节奏、主导动作，增加想象力。这样会增强孩子的自我意识，即"我可以对这个世界有影响"。这种支持会使孩子体验到热情、联系和理解，并从中受益。

（4）扩展游戏：以孩子为主导，还要扩展游戏的主题范围，包括对游戏作出评论,但不要采取强制的态度。这将有助于孩子表达自己的想法,并引导整个活动。接下来要提出一些问题,以刺激孩子的创造性思维,使游戏进行下去,同时帮助孩子分清游戏的主题。如:假设孩子在玩小汽车碰撞的游戏,指导者不要以责备的语气问他:为什么把它们撞在一起呀?而要以一种理解的方式作出反应:"那些小汽车马力这么大、跑得这么快。它们是要去哪呀?"

(5)孩子结束交流的回合:当指导者开始以交流的回合接近孩子后,孩子会根据指导者的评论和手势使用自己的评论方式和手势来结束一个回合,这样就会转到另一个交流的回合,从而形成连续多个交流回合的开始和结束。这个回合构建在相互的思想和手势基础之上,孩子开始喜欢和理解双向沟通的意义。

表2-1-10 "地板时间"实施记录案例

	步骤记录	2009.10.12(第一个回合)
1	观察	熙熙进入房间,无目的地在室内游逛一阵,开始逐渐放松,随后搬出泡沫积木,开始搭砌火车轨道
2	接近——开始交流的回合	熙熙独自寻找小人,并自言自语:"找小人、找小人。"(对老师无目光对视)。老师将找到的小人在手中把玩,熙熙一把拿到放入火车中,老师故做难受:"是我的小人。"熙熙稍作停顿,目光转瞬即逝
3	以孩子为主导	熙熙用手控制坐着小人的火车在轨道中移动。老师配音:"鸣,轰隆隆。"熙熙没有目光回应,仍在移动火车,但开始小声发出"鸣鸣"的声音,老师饶有兴趣地参与,熙熙开始有点兴奋

续表

	步骤记录	2009.10.12（第一个回合）
4	扩展游戏	老师拿出几个小人说："我们也想坐火车。"熙熙看看老师手中的小人指着车厢说："坐这里。"老师故意没有回应，熙熙继续指着车厢再次说："坐这里。"与老师有少许目光对应，老师马上回应："谢谢，我坐好啦。"熙熙开始一个一个地将小人摆放在火车车厢里，然后将火车向前推动
5	结束交流的回合	熙熙将火车推到柜子前，开始向下放小人，老师参与并说："火车到哪啦?"熙熙说："广州。"老师快乐地说："司机，辛苦啦。"又说："开得这么快，广州到了吗"？熙熙没回答，继续将小人摆在地上。老师说："再见。"熙熙说："再见。"同时露出微笑

（四）图片交换沟通法（PECS）

图片交换沟通系统（Picture Exchange Communication System，PECS）是1985年由美国德纳瓦州孤独症学习计划的 Bondy 和 Frost 所发展出的沟通训练系统，旨在帮助有沟通障碍的孤独症孩子建立一种有效的沟通方式。按评估结果，此方法分六个阶段且各有其特定目标，最初应用于没有口语的孤独症及其他社交沟通障碍的儿童，但逐渐扩展至不同发展障碍的人群。

在美国，研究数据显示这个训练模式能在约一年多的时间内在不同程度上辅助儿童沟通和学习说话，是一个简单易用的训练方法。儿童只要将所需对象的图片交给沟通对象，便能取得该对象。这种沟通方法有助于儿童应付日常的社交和生活需要，大大增强他们的沟通动机和表达能力。

PECS 的特色：儿童不需要具备社交技巧如目光接触，也不需要有口语或模仿动作的能力；最基本的目标是达到由儿童能自发地提出要求；训练步骤着重于诱发沟通动机，提高沟通的主动性。

PECS 分为 6 个训练阶段，每个阶段都有清晰的目标，前一个目标是下一个目标的基础。（图 2-1-23）

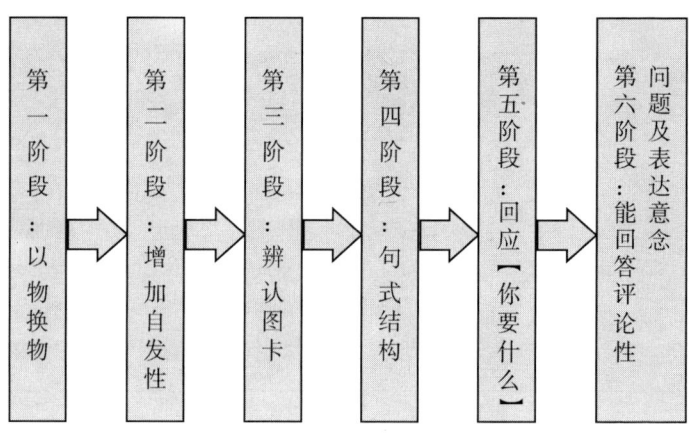

图 2-1-23　PECS 的六个阶段

第一阶段：以物换物。目标是希望儿童建立沟通的基本模式，教儿童用图卡来交换一个想要的物品。当他看到一个很喜欢的对象时，要主动拿取表示该对象的图卡，交到训练员手中，以换取喜欢的对象。此阶段和下一阶段需要两位训练教师，训练时应避免口头提示。

第二阶段：增加自发性。目标是为增加学生沟通的自发性，教儿童主动从沟通板上取下他所要物品的照片，然后交到训练者手中，以交换所要的物品。儿童要自行走向沟通板，拿起图卡，走向训练者，将图卡放在训练者手中。然后训练者的角色逐渐淡出。

第三阶段：辨认图卡。当儿童建立了沟通模式及提高了沟通的自发性后，可以学习辨认图卡；当儿童最喜欢的东西的图片与他不喜欢的东西的照片并列在一起时，教儿童选出他最喜欢的东西的图片。儿童想得到某一对象时，他要走向沟通板，在众多图卡中取出正确的图卡，走向训练者，把图卡交到其手中。训练者逐渐增加图卡的数量，让儿童辨认。

训练者可以使用不同程度的增强物帮助儿童辨认图卡，例如展示一种他喜欢的东西和一种他厌恶的东西，让他使用图卡选择想要的东西。训练者亦可以控制空白图卡、彩色图卡、图卡线条、图卡大小对比、图卡位置和图卡立体程度来帮助儿童进行辨认。

第四阶段：句式结构。当儿童学习了一定数量的图卡后，可以开始学习组织句子了，教儿童以"我要……"的形式应用图卡来造句。当他想要得到某个对象时，需要走到沟通板处，拿起"我要"图卡，贴在句子尺上，再拿起物件图卡，贴在"我要"图卡之后，然后拿起句子尺，交到训练者手中。儿童应该先学习最实用、最简单的句子，例如"我要（对象）"。训练者在开始时可先把"我要"图卡贴在句子尺上，让儿童拿起"对象"图卡贴上去，以完成句子。当儿童熟习技巧后，可让他自行组识整个句子。

第五阶段：回应"你要什么?"当儿童对图卡运用自如以后，可以学习响应"你要什么?"的提问了，当他被问"你想要什么?"时，教他自己应用图卡造句。训练者可以运用延迟提示策略来训练他，最初提出问题后可以立即提示，以后视儿童的表现逐渐延迟提示，当儿童可以自行响应时，训练者便不用提示了。

第六阶段：能回答评论性问题及表达意念。当儿童掌握了上述阶段的目标后，可以学习回答评论性和描述性的问题，训练者引进"你看到什么？""你有什么？"以及其他类似的问题，并鼓励儿童就他们的环境发表看法。例如"你要什么？""你看到什么？"和"你听到什么？"等等。在这阶段，他们已经不只是在表达个人需要，更会学习对事情和环境作出描述和评论。

PECS图片交换沟通系统运用前，需要针对个体认知的范围和熟悉的事物来准备个体化的PECS图片交换沟通簿。

（五）社交故事

社交故事是美国辅导员格雷（Carol Gray）所创。这是一种通过说故事的方式，协助孤独症孩子重建社交数据库的训练方法。即通过重复背诵和复述，把一些社交常识输入孩子的脑中，以增进他们对社交情境的理解，使他们在面对相似的社交情境时能主动地、自发地作出适当的回应。

正常儿童在发展"透视"别人的能力时，会逐步把来自不同社交处境的数据在脑中分类归档，建立起不同的"社交数据库"。社交数据库里的数据有人物、他的态度和社交行为等，针对社交问题可随机整合和提取。有关研究均发现孤独症孩子存放在脑中的社交行为数据是杂乱无章的，因此每当他们面对社交处境时，便无法提取相关的资料，也就无法作出恰当的反应（Gray, 1996）。

针对孩子存在的社交问题，家长或训练者将其编辑成浅显易懂的小故事，通过与孩子共同说故事的方式，帮助孤独症孩子建立社交常识，增进他们对社交情境的理解，这是此训练方法的核心。

国外相关的研究证明，社交故事可以协助孤独症孩子适应社会情境，但必须配合个别儿童的独特性、视觉支持和系统化等内容。

（王晋涛）

（六）感觉统合训练

1. 治疗原理　感觉统合理论与感觉统合治疗是由美国物理治疗师A. J. Ay-res博士提出的，在国内外已经成为了孤独症的常用康复治疗方法之一。虽然目前没有大样本、多中心的随机对照研究，但是大量的临床病例显示，该方法对孤独症具有一定的治疗效果。

孤独症儿童存在感觉接受、感觉调节和感觉整合等环节的统合失调，在听觉、视觉、本体感觉、触觉、前庭感觉等方面表现为感觉过敏、感觉迟钝或感觉偏好的现象。感觉统合治疗就是通过系统的感觉活动输入触觉、前庭平衡、本体感觉、听觉、视觉等各种感觉刺激，使儿童能够重新组织、协调、统合这些感觉，达到以下治疗目标：降低对刺激的过度敏感而使感觉正常化，以适应不同环境；促进神经系统有效地处理感觉信息，促进学习能力的提高；提高运动协调能力；提高集中注意力；稳定情绪；增进沟通能力；提高行为组织能力；改善人际关系。

另外，感觉统合治疗孤独症的效果也可能来源于治疗方法以外。因为在进行感觉统合治疗时，是根据孤独症儿童的感觉特点和感觉偏好，来设置游戏与训练活动的，借助于运动器材、玩具和活动形式与儿童共同做游戏，实际上是在对儿童进行沟通和社会交往的训练，所以能够起到治疗作用。

2. 治疗原则

（1）治疗前要通过病史询问、临床检查、行为观察和量表评定等方法进行感觉功能评估，根据评估结果制订个体化治疗方案。

（2）治疗的近期目标是引发儿童的适应性反应；长期目标是改善儿童的感觉处理功能，发展儿童在生活自理、学习和游戏中的正确行为表现，提高其社会交往能力。

（3）治疗活动的安排要以儿童为中心，按照儿童的兴趣和治疗师的专业知识，安排治疗环境和编排治疗活动，引导儿童自发参与。治疗不是以完成活动为目标，而是以在活动中努力行动、体验到乐趣为目标。

（4）治疗活动的难度要适合儿童的发展水平，刺激量适当，同时又对儿童具有一定的挑战性。

（5）治疗师要不断观察儿童的感觉需求和配合情况，随时调整环境和活动方式，引发出最理想的适应性反应。

（6）使儿童在治疗活动中养成好的工作习惯。

（7）要注意在治疗师、家长与儿童之间建立合作关系，良好的合作才能取得良好的治疗效果。

（8）注意安全，避免意外。治疗前进行躯体检查，了解有无躯体疾病，以免发生意外。治疗过程中要随时观察孩子的躯体反应情况，例如脉搏、面色、呕吐、出汗等，尤其在进行高强度的旋转运动时更要注意。治疗环境要安全，地面要有保护软垫。秋千等悬吊器材要安装牢固，承重要在500公斤以上。

3. 具体训练方法

（1）触觉训练：利用一系列器材和活动机会提供皮肤触觉刺激进行训练。训练可以在机构进行，也适合在家庭中进行。触觉游戏种类很多，常见的如下：①泥土游戏；②涂料游戏；③麻布、刷子、羽毛等触刷；④电动按摩；⑤冰袋、冷水和热水接触身体;⑥梳头;⑦吹风机吹身体;⑧以冷、温、热水交替洗澡;⑨在球池内洗泡泡澡游戏;⑩搔痒游戏。

对于孤独症孩子,搔痒等浅感觉游戏可以增加社交互动,深触觉游戏可以稳定情绪。

(2) 触觉与身体协调训练:这类游戏活动可以同时进行触觉与身体协调性训练,包括:①身体跷跷板游戏;②俯卧大笼球抓东西游戏;③各类滚动游戏,如在滚筒内、抱着滚筒、抱着大球、裹在毛巾被里滚动;④在隧道中爬行、滚动等。

(3) 前庭与本体感训练:这些游戏可以同时训练前庭平衡和本体感觉。①平衡台游戏,如躺、坐、跪坐、站立在平衡台上进行各种运动;②旋转盘游戏;③滚筒游戏;④秋千类游戏,如利用轮胎、游泳圈、网篮、圆盘、方板等各类秋千,进行直线、旋转及物体操作等;⑤跳床游戏,如单独或大人牵着在跳床上跳跃和抛接物体等活动;⑥坐毛巾飞机游戏。

(4) 整体感觉训练:进行这类游戏活动时可以同时训练前庭平衡、本体感觉和触觉功能。包括:①滑板游戏,根据滑板种类灵活地设计出不同的活动形式;②羊角球跳跃游戏;③大滑梯游戏等。根据治疗需求以及儿童的兴趣,可以延伸变化出多种游戏形式。

(5) 其他身体协调与手协调训练:①走线;②跳圈;③走、爬独木桥;④地上爬行;⑤手眼协调训练;⑥攀爬网格绳桥;⑦脚板训练器行走;⑧玩淘气堡。

(七) 人际关系发展干预 (RDI)

1. 理论基础与治疗原理　人际关系发展干预 (Relationship Development Intervention,简称 RDI) 是由美国临床心理学家 Steven Gutstein 博士于 2000 年提出的一套以人际关系能力发展为核心的孤独症干预方法，依据一般儿童学习建立情感关系的方式发展而来。

Gutstein认为正常儿童在人际关系能力方面是由低级到高级发展的，而各项能力的获得是通过在动态系统中不断地探索得以实现的。孤独症儿童通常在生命的第一年就遇到了障碍，影响以后高级阶段的发展，从而导致人际关系能力停滞不前，并体现为5种核心缺陷，即主动模仿、社会参照、共同调控、共同注意、心智解读方面的障碍。RDI治疗孤独症的基本过程就是，首先通过"人际关系发展评估"确定孩子当前的发展阶段及主要障碍，然后创造环境让孩子学习新动机及技巧。

RDI强调的是人际关系能力方面的动机和技巧，而不是大肌肉、小肌肉之类的活动技巧。RDI课程常以游戏的方式进行，用简单的活动诱发孩子的主动性和沟通动机，拓展孩子的互动能力，强调在非语言的沟通和生活化环境中进行干预，确保教导的技巧具有实际交流意义，目的是要让孩子察觉乐趣并非来自游戏或是玩具，而是来自与社交同伴分享的经验。

RDI是以人际关系为基础的（Relationship-based）、发展的（Developmental）、个体化的（Individual）介入方法，不同于孤独症治疗领域里现有的社交技巧训练计划。它强调"RDI的生活方式"，即将RDI融入到生活中，让家长与孩子一起洗澡、吃饭、穿衣、散步、洗衣服等等，一同体会到乐趣，"每天例行性的生活就是最好的治疗"，从而大大扩展了介入治疗的时间，能够达到好的介入效果，以致RDI迅速在全世界的孤独症家庭中流行。

RDI与结构化教学、ABA、社交技巧训练等治疗方法有许多共同特征，但是它最独特的标志在于强调经验的分享与互动。

社交技巧训练方法通常只局限于工具性行为（instrumental behavior）的范畴，不管患者对行为了解与否。这种训练方式是按照演出的剧本，根据"假如……那么就……"的逻辑思考，教导儿童在某种情况下进行适当的响应。但是当情况发生变化后孩子就不知所措。在 RDI 疗法中，经验分享与互动的目标是要感受到社交互动中最真实的喜悦和刺激。在互动过程中，为了了解和分享对方的情绪反应，每个搭档都会带来独特的想法、感受和行为。相反，机械式工具性互动只是根据固定的剧本，来达成某种特定的目的。

2. 干预目标与基本原则

（1） RDI 干预目标包括以下几个方面：①了解并欣赏经验分享的各个阶段；②在经验分享互动过程中，成为共同调控和协调互动关系的平等伙伴；③了解并重视他人的观点、想法与感受；④重视并努力维持长久的情感关系；⑤在社交与非社交的情境下解决问题时，都具有适应与保持弹性的能力；⑥认识自己的独特性，并使自我认同持续发展。

（2） 三大基本原则：

1） 社会参照的原则：是指当一个人面对一个他无法决定的情境时，会参照他人，从他人身上获得对于情境诠释的信息，以决定要如何进行下一步行动的原则。社会参照能力使孩子能不断地解读、解释他与社交伙伴间的关系，以判断他与对方协调的程度高低。在进行社会参照的同时，也在持续地进行社交互动，对新事物作出反应，新的感受与想法也不断地产生。依赖社会参照原则进行社交互动时，孤独症孩子不再需要依赖一连串的机械式反应，而是在动态系统中运用社交技巧去捕捉重要的信息，调整自己与社交伙伴的协调程度。因此，社会参照是进行经验分享互动的基础。

2）功能优先于方法的原则：在RDI中，首先要评估孩子的心智发展程度，在孩子有能力理解所学技能的意义之后，才去教他社交技能。这样，孩子才能真实地体会与他人互动的喜悦，从情感互动中得到满足，促使孩子在其他情境下继续创造类似的经验，学会与他人分享。无论是在治疗或非治疗的情境下，无论何时何地与何人，只要可能的话，他们都愿意应用自己有限的社交技能。

3）共同调控的原则：共同调控是指互动中的各方自发地维系双方的互动。在与孤独症儿童的交往中，总是大人采取各种行动来维系与他们的互动。在RDI中，可以帮助孤独症儿童学会改变自己的行为，以配合搭档的反应。

3. RDI的六级与二十四阶段　Gutstein把一般人都拥有的经验分享互动的发展分成六级，每级又划分为四个阶段。儿童自出生以后经验分享互动从第一级开始，从低到高逐渐发展到第六级。当儿童成长到一定的年龄，互动就发展到某一级别的水平。第一级的相应年龄为0～6月，第二级为6～12月，第三级为12～18月，第四级为18～30月，第五级为30～48月，第六级为48月以上。RDI以这个分级模式作为基础，人们理解每个阶段的基础，对孩子进行心灵的发现。

（1）第一级：本级是以后各阶段的基础，许多具有较高能力的孤独症儿童的第一级发展仍存在问题。本级的主要目标是发展情感协调、社会参照，学习分享兴奋和简易游戏。

（2）第二级：本级的目标是学习经验分享活动的规则与角色，享受社交伙伴在活动中加入的各种有趣的变化，能够进行同步双人互动的游戏。

（3）第三级：本级的目标是在互动关系中，乐于不断地加入新的变化；以搭档的角色享受并参与将连串的活动转换成流畅的动作；在活动中与搭档一起不断地调整规则，转换角色，保持双方的配合；共同发展新的活动。

（4）第四级：本级的目标是分享知觉；主动寻求比较不同的认知；分享独特的反应；分享额外的想象元素。在这一级别，孩子学着了解与重视内在的、"私人"的经验，学习将自己独特的知觉、想法以及感觉，和社交伙伴的知觉、想法以及感觉互相协调，达到"心灵分享"。

（5）第五级：本级的目标是分享想法和内在的世界；对于分享展现出高度的兴趣和产生兴奋；能区分内在与外在世界，并重视伙伴的内心世界；学习认识到思想、感觉与想法这些内在状态是经验分享的内容，并有高度的意愿去与他人分享自己的内在状态，有兴趣去判断伙伴的真正内心状态。

（6）第六级：本级的目标是发展独特的自我和团体归属感；发展伙伴关系和珍惜伙伴之间的友谊；建立相互信任与相互照顾的亲密友谊。

（韦　臻）

第十节　康复机构的资源运用

交流与沟通是孤独症儿童面临的最大问题，即使是高功能的孤独症患者，他们的沟通水平及对社会信号的处理能力都无法与同年龄正常儿童相提并论。交流与沟通包含在人际关系、社会互动、休闲娱乐、小区参与、学业学习、生涯发展等方方面面。

因此，孤独症儿童仅仅依靠机构所提供的教育与训练是远远不够的。作为康复机构，如果能充分调动和利用患儿生活学习的家庭、社会与学校的资源，获得良好的支持与合作，将会大大提高孤独症儿童的社会适应能力。学校教育与社会现实场景的有效运用，必将为孤独症儿童逐步融入社会提供帮助。

康复机构应该在利用好家长资源的同时，尽其所能地利用好学校及社会的资源。一方面有责任向社会各界呼吁，帮助孤独症家庭得到更多的社会支持；另一方面也要不遗余力地加强与孤独症孩子就读学校相关人员的合作，尽可能利用社会自然场景为孤独症儿童的社会性教育提供机会和条件。

一、家长资源的运用

孤独症家长资源的有效运用是孤独症儿童在机构获得良好康复效果的首要因素，也是提升康复机构整体实力的重要基础。

在孤独症儿童康复历程中，家长所起的作用是非常大的：一方面，孤独症儿童在康复机构所掌握的知识与技能需要在家人的帮助下得到巩固与泛化；另一方面，大多数孤独症儿童的社会交流、情绪体验都发生在与家庭成员的互动中，日常生活事件为儿童提供了体验和表达的机会，他们从实践中学习，锻炼自身能力并形成安全信任的人际关系等等。这些都是机构康复无法达到的。

但是由于孤独症病症的复杂性，许多家长在相当长的一段时间内对孤独症儿童的干预不知所措，对孤独症儿童的语言、认知、行为等方面的训练存在极大的盲目性。康复机构要运用好家长的资源需要付出较大的努力。

同步训练是孤独症儿童康复的最佳形式,只有机构与家长紧密结合方能获得良好的效果。总之,当孤独症儿童的家长对康复教育由被动接受者转变为积极倡导者时,家长资源的运用就达到了最佳效果。

(一) 了解家长的能力

孤独症儿童的家长来自各行各业,他们所从事的职业、所受的教育、所拥有的能力各不相同。有的家长具备良好的职业技能及高等学识,却对自己的孩子束手无策;有的家长虽然参与过许多相关康复知识技能的培训,却无法在自己孩子的身上实施;也有的家长有良好的悟性,但缺乏有效的指导与沟通。

康复机构及教师如果对家长有一定的了解,也就了解了孤独症孩子的康复条件,同时也掌握了与之共同提升康复技能的方向与目标。

1. 通过问卷了解 对家长相关能力的了解,可根据机构工作的需要及家长可能提供的资料进行问题的设立,可以以问卷形式,也可以以评估形式进行。一般在患儿进行系统康复前了解,也可作为每一个康复阶段评估家长能力提升状况的工具。

能够把小孩送至康复机构中接受教育训练,说明家长在教育孩子的观念上已经迈出当初"内疚、懊悔、回避"的坎,意识到教育康复对孤独症儿童成长的重要性。

在问卷中,我们可以进一步了解到家长的基本条件、信念及对自身基本能力的把握程度,为建立良好的家庭支持系统做好相应的准备。(表2-1-11)

表2-1-11 家长调查问卷

序号	问题	答案
1	您了解孤独症的病因吗?	A. 了解一点 B. 不太了解 C. 完全不了解
2	您了解孤独症儿童的基本特征吗?	A. 了解一点 B. 不太了解 C. 完全不了解
3	当孩子出现行为问题时,您能否有效处理?	A. 能 B. 基本能 C. 不能
4	您是否参加过孤独症康复教育知识的讲座与培训?	A. 经常参加 B. 偶尔参加 C. 没有参加过
5	您对自己成为孩子的家庭教师是否有信心?	A. 有信心 B. 信心不足 C. 没有信心
6	您对自己孩子了解的程度?	A. 很了解 B 了解一些 C 很不了解
7	您和您的家人在对待孩子的问题上观点一致吗?	A 观点很相似 B 有一些细微差别 C 有很大分歧
8	您是否有打骂孩子的现象?	A. 没有 B. 偶尔有 C. 基本没有

续表

序号	问题	答案
9	您是否会通过多种途径了解孤独症儿童的相关康复知识？（网络、书籍、交流、培训等）	A. 基本都会 B. 不全会 C. 不会
10	您参与到孩子的康复教育中，家里人支持吗？	A. 很支持 B. 比较支持 C. 不太支持
11	孩子的障碍给您的压力有多少？	A. 有压力，可以面对 B. 不能面对 C. 无所谓

2. 通过交流了解　交流分享能够拉近家长与康复教师的距离，从而使朝着共同目标努力的双方形成合作共同体，继而建立相互合作、相互支持的最佳互助平台。双方可以在彼此倾诉、交流和沟通中获得支持，并学习以从容的心态一起分析与探讨，一同积极面对和努力解决现实问题。

（1）与孤独症儿童家长交流的步骤：

1）做好交流前的准备：对家庭背景的了解、家长对机构的期许等。

2）集中问题重点，确立交流的目标。

3）选择沟通的地点、时间与形式：个别交流还是小范围交流，机构组织交流还是家庭协作交流，书面交流还是网络平台交流等等。

4）选择交流的技巧（情感支持的技巧——同理心、协商处理的技巧、倾听指导的技巧等。

（2）需要交流的内容：

1）共同认识孩子的微小进步，给家长提供动力。

2）共同了解孩子独有特征的基础，协调一致地解决问题。

3）共同分析家长所承担的责任，缓解压力。

4）共同分析孩子的问题，拟定分工合作方案。

3. 通过观察了解　在孤独症儿童康复的过程中，通过观察，可以从不同的角度了解家长表现出来的相应状况。

（1）观察的途径：

1）在康复过程中观察。

2）在家长相互交流中观察。

3）在家长与患儿之间的言行举止中观察。

4）在各种交流探讨活动中观察。

（2）可了解到的信息：

1）家长对病症的认知程度。

2）家长在辅助过程中所表现出的处理手法和行为方式。

3）从儿童的情绪对家长情绪的影响程度上，了解家长的心理调适水平。

4）在康复教育的合作水平上，了解家庭成员的支持程度。

（二）提升家长的能力

虽然有不少孤独症儿童的家长基于自身能力与努力，对孤独症儿童康复知识的掌握已达到相当水平，但对于大多数家长来说，要深入了解自己的孩子，并且有效地帮助孩子，还存在着较大的困难。康复机构有义务努力与家庭成员结成稳定的团队，提供分享康复体会和交流经验的机会，共同探讨成功的策略，在提升家长能力的基础上促进机构康复水平的提升，加快孤独症儿童的康复步伐。可通过多种方式达到此目的。（图2-1-24、2-1-25）

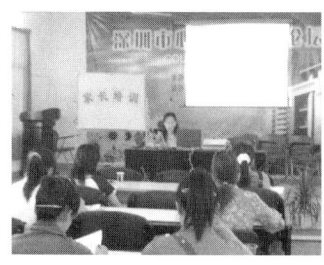 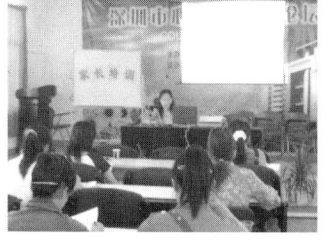

图 2-1-24　家长在培训　　图 2-1-25　纠正家长训练手法

1. 工作方法

（1）组织各种类型的讲座，丰富家长的康复知识与技能。

（2）开展小组形式的主题探讨活动，有针对性地帮助家长解决所面临的难题。

（3）开展康复实践视频材料交流讨论会，帮助家长掌握康复训练的基本手段与方法。

（4）有计划地组织教师上门指导，帮助家长设立配套的家庭训练环境。

（5）开展康复技术手法分析活动，手把手帮助家长矫正不良干预手段等等。

2. 家长需要提升的能力

（1）对自己孩子行为问题的辨识及处理能力。

（2）把握或采纳孩子发展过程干预重点的分析与计划能力。

（3）家庭训练环境的策划与调整能力。

（4）及时调控自我情绪的能力。

（5）协调家庭成员及相关资源共同合作的组织动员能力。

（6）对基本康复知识技能的学习领会和运用能力。

（三）发挥家长的作用

在家长掌握一定的康复知识与技能的基础上，如果能调动其主观能动性,与机构康复达成共识,积极配合机构康复,并使家庭训练真正成为孤独症儿童康复的重要组成部分,将大大提高康复效果。这是康复机构重要的工作目标。

1. 教师要与家长建立一种积极的合作伙伴关系,相互尊重、支持、合作。

2. 充分发挥家长委员会的作用,以点带面提高全体家长的参与意识及康复技能。

3. 引导家长共同制订个体康复方案与计划,共同实施。

4. 充分挖掘家长中的技术与信息资源,与他们分享康复教育的观念、经验和体会。

5. 及时向家长反馈孩子的康复情况,通过一定的方式形成与家长的稳定互助关系。

二、学校资源的运用

主流学校为特殊儿童提供融合教育是孤独症家庭的期盼,也是未来几年国家教育部门需要完善的教育计划之一。由于相当一部分孤独症患儿在机构康复的同时也参与幼儿园及学校正规的教育,康复机构需要尽其所能让就读的学校与孤独症儿童相互理解与接纳。

(一) 鼓励家长正视现实

现阶段,孤独症儿童康复知识的普及刚刚开始,主流学校或幼儿园教师对孤独症儿童的行为特征及处理方法还缺乏认识;有些家长为了能让孩子上普通学校或幼儿园,大多采取隐瞒与回避病情的态度,致使孤独症儿童在学校常常遇到不良的体验,难以适应环境。康复机构需要鼓励家长真实反映孩子的问题,主动寻求学校及老师的协作。

（二）邀请校方参与计划讨论

有能力的康复机构可以向学校教师提出邀请，共同参与机构的个案讨论会或计划制定会。学校教师从中可以加深对孤独症的理解，同时了解孤独症儿童的机构训练内容，相应地调整教育手法。

（三）开展联谊活动

机构与学校联谊搭建起学校、机构与家长之间的沟通桥梁，加深相互之间的了解，为孤独症儿童融入主流学校提供机会。这项工作可以通过带孤独症孩子参观学校、请学校师生进入孤独症康复机构共同活动等形式开展起来。

（四）加强科普宣传

定期走入学校、幼儿园进行科普讲座，派发孤独症知识手册，是帮助学校教师了解孤独症儿童的最好方式，有条件的机构可以为此而努力。

（五）建立个案联络册

建立在校孤独症儿童学习联络册，定期向学校教师反馈康复计划的实施现状，可直接得到校方的支持与合作。

三、社会资源的运用

由于沟通与社会性能力的缺乏，人际关系、社会互动、休闲娱乐、小区参与、学业学习是孤独症儿童难以逾越的障碍。即使是高功能的孤独症患者，都无法与其同年龄儿童相提并论。对孤独症儿童来说，沟通与社会性能力的提升是其终生的课题。社会现实场景的有效运用可以为孤独症儿童逐步融入社会生活提供有力的帮助。

（一）社会实景训练

康复机构需要想方设法克服封闭式训练的弊端，采取分目标训练、实景泛化等方式进行。充分利用周边自然环境,设计与开展社会实景训练,努力提高孤独症儿童的社会适应能力:超市购物、公园游乐、使用公共设施等等。

(二)举办亲子游活动

定期开展多种形式的户外亲子联谊活动,给孤独症儿童提供体验社会环境的机会:野外体验、主题郊游等等。(图2-1-26)

(三)社区适应性训练

联合社区管理站,利用社区的相关设施,组织孤独症儿童开展节目表演、社区劳动、环保宣传等,既是帮助社会了解孤独症儿童,也是提高孤独症儿童社区生活适应能力的良好途径。

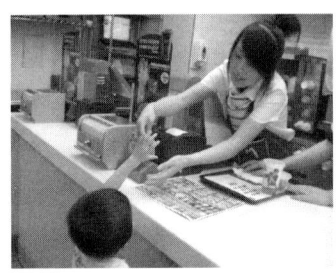
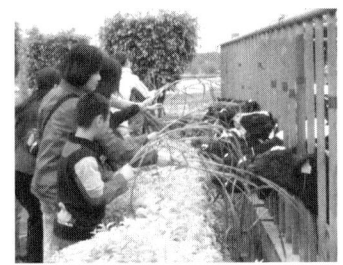

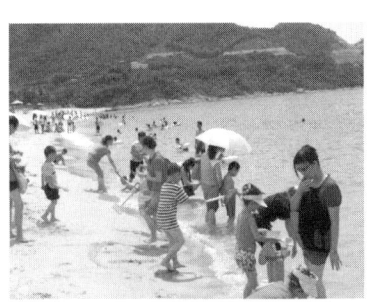

图2-1-26　亲子活动

(王晋涛)

第十一节　孤独症及相关发育障碍康复机构业务督导评估方案（深圳市试行）

为了建立孤独症康复机构的业务督导及业务评估制度，加强儿童康复机构的科学管理，提高康复的质量，提升孤独症儿童康复的效果，依据《中国残疾人事业"十一五"发展纲要与配套设施方案》制定本方案。

一、机构设置标准

（一）总则

1. 机构的任务　本着康复与教育相结合的原则，创设良好的康复环境，努力提高孤独症儿童康复的技术水平，对孤独症及相关发育障碍儿童实施针对性的康复训练和教育。

2. 机构工作的主要目标　提高孤独症及相关发育障碍儿童的生理与心理功能，缓解对其身心造成损害的病理性症状，提高其适应生活、适应社会的基本能力。

3. 康复机构康复形式　可分为全日制、半日制、定时制和寄宿制等。上述形式可分别设置，也可混合设置，并提供适宜及安全的康复条件与生活设施。

4. 资质　机构必须经过民政、教育或工商等相关政府部门的审批、注册，并取得相关部门的开办执照或许可证。

5. 工作规范　机构需要有严格的卫生、保健、安全、收费、康复训练等管理制度和收训、评估、训练、转介等相关工作规范。

6. 健康管理　机构要建立并妥善保管儿童个体康复训练档案，定期组织在训儿童进行健康体检。

7. 与家长的联系　机构有义务主动与孤独症儿童家长紧密联系，向家长传授有关预防、保健、康复方面的知识和方法，有条件的康复机构可定期与不定期地对家长开展各种形式的康复指导与交流活动，提高家庭康复水平，努力加快孤独症及相关发育障碍儿童的康复进程。

8. 责任延伸　有条件的康复机构要在辖区内宣传预防、早期干预与康复等知识，承担社区内孤独症儿童家庭康复咨询指导工作，协助当地残联组织推动社区孤独症儿童康复等工作的开展。

（二）人员配备

1. 人员设置

（1）康复机构负责人须获得幼教、特教、康复医学、康复治疗或心理咨询等相关职业证书，从事孤独症及相关发育障碍儿童康复工作3年以上，或从事儿童教育、康复治疗等相关工作5年以上。

（2）根据机构的规模及训练形式，需配备一定数量的具有专业技术证书或经过专业培训的幼教教师、特教教师、康复治疗师、保育员及专职或兼职的保健医生，有条件的机构可配备社会工作者和心理学专业人员。

（3）机构人员配备应满足个别化与集体康复训练的需求。50名以下康复者的日间康复机构、寄宿训练20名以下的机构，须设兼职儿童保健医生1名，机构工作人员与孤独症儿童比例为1∶2；50名及以上康复者的日间康复机构、寄宿训练超过20名的机构，须设专职儿童保健医生1名，机构工作人员与孤独症儿童比例为1∶2.5。

2. 人员要求

（1）康复机构从业者应认真贯彻残疾人的相关政策法规，

本着"人道、廉洁、服务、奉献"的宗旨,为孤独症及相关发育障碍儿童及家庭提供康复服务。

(2)康复机构从业人员须经过深圳市、区卫生部门体格检查,获得身体健康证明。慢性传染病、精神病患者不得在机构工作。

(3)幼教、特教、康复医学、康复治疗或心理咨询等相关人员应具备当地卫生、教育、劳动人事等行政部门认可的教师及康复医疗、康复治疗、医疗护理等相关专业资格证书和执业证书,并取得国家或省、市孤独症相关康复培训的资质证书,方可为孤独症及相关发育障碍儿童实施康复训练、教育。

(4)保育员或协训教师须具有初中以上文化程度,并接受过相关职业培训,主要负责儿童生活护理和卫生保健工作,需要时配合康复训练人员的工作。

(5)专(兼)职儿童保健医生应取得当地卫生行政部门的资格认可,负责康复机构在训儿童的身体健康、营养保健工作,制订并落实儿童卫生保健制度。

(6)有条件的机构可适当配备具有社会工作者和心理咨询师资质的社工和咨询师,协助开展家属、社区等多方面的辅导工作,有能力的可开展个案服务。

(三)场地标准

康复机构应符合消防安全等有关文件规定的要求,严禁在污染区(包括噪声污染)和危险区内设置。根据规模设有安全、宽敞、采光充足、通风良好的康复训练区域与生活区域等,并设置一定数量的个别训练室(间)。

(四)设施标准

康复机构应配备满足孤独症及相关障碍儿童康复需求的设施、器材、设备及生活用具与设施,所有用于康复的器具材料均须符合安全、卫生等要求。

二、业务评审管理要求

1. 业务评审管理采取自愿的原则 一级为最高等级，依次为一级、二级、三级；等级评核主要内容为机构建设条件及机构业务发展水平两大类；首次接受督导与评估的机构最高只能申报二等，首次评估通过后，需要相隔两年方可申报高一等级。

2. 要求申报业务督导与评估的孤独症康复机构必须有两年以上机构运营历史，在认真自评的基础上，根据机构实际填写好申报表及申报等级，并报相关部门审定；未取得开办许可证的机构不接受申报。

3. 已通过等级评审的康复机构如有下列情况之一的，评定单位将撤销其等级称号

（1）接受督导评估过程中弄虚作假，查有实据的。

（2）有投诉、曝光等经查属实，康复质量严重下降，造成极坏社会影响的。

（3）发生重大安全责任事故，且机构应负主要责任的。

三、实施细则

（一）等级评定分值

申报业务督导与评估的康复机构，需要根据本机构发展的实际情况，申报适合本机构水平的等级（通过机构自评情况决定）。分成"机构建设条件"与"业务发展水平"两大方面接受评审。本着对以业务督导为主的目标，评审过程将以机构业务发展水平为侧重点。具体为：机构建设条件的评定满分为100分（等级分），机构业务发展水平的评定满分为300分（类别），

总分合为等级分 400 分。

根据评估所得的总分值，将机构分为三个等级。一级：总分达 80% 以上；二级：总分达 70% 以上（含 70%）；三级：总分达 60% 以上（含 60%）。

经评审未达三级的康复机构，在接受督导评估一年后，可重新申报等级评审。

（二）督导评估指标

康复机构的业务评估体系由机构建设条件（级别）与业务发展水平（类别）两个一级（一类）指标和服务资格、人员配置、服务场所、设施设备、行政管理、基础业务管理、质量管理、技术水平、康复服务指标九个二级（二类）指标组成，其中二级（二类）指标中分成二十五个三级（三类）指标。每项指标分为 a、b、c 三个等级，并设置幅度分。

（三）督导评估方法

1. 机构自评　申报接受等级评审的康复机构，需建立迎检领导小组。一方面做好机构内部动员与学习，明确工作目标与方向；另一方面按照督导评估要求查漏补缺，努力改善机构条件、提高机构业务水平；再一方面，需要按照评核指标进行自评，对自查结果进行总结。

2. 督导评估　督导评估小组由市级残联技术指导组成员及特殊教育、医疗康复专家组成员组成，相关行政督导部门可派协调员共同参加。对机构进行评审的步骤如下：

第一步　督导评估小组对康复机构的申报材料进行初审。

第二步　督导评估小组听取康复机构负责人对机构自评情况的汇报。

第三步　督导评估小组按照评审方案对康复机构相关工作

项目（环境设施、康复资料、业务管理及康复实践工作）等进行审核并评分。

第四步　督导评估小组研究讨论、分析判断、评议打分，作出督导评估总结。

第五步　督导评估小组将评审意见进行汇总，出具评估分析报告并报康复机构业务主管单位审核（一般为市级残联）。

第六步　业务主管单位审核后，为接受评审的康复机构评定等级，并将整改意见反馈给该机构，督促其改进工作；择日对该康复机构发放等级牌。

3. 等级待遇

（1）康复机构的行政管理部门、物价指导部门、业务督导部门，可根据机构的评审等级来指导康复机构的管理级别、收费标准及受社会资助标准。

（2）被评为一级的康复机构，可考虑发展成为市级或区级的康复示范性机构，引导全市孤独症康复服务水平的提高。

4. 年度质量监控

（1）对参评的康复机构业务水平需要适时督导，康复机构为不断提高康复质量，也需要主动对本机构的业务发展进行自我反思。

（2）每年年终可将本机构的康复业务发展状况以总结的方式提交业务主管单位，业务主管单位需建立全市康复机构管理档案，进行统一监管。

（3）业务督导部门需要根据本市康复机构发展现状，有目标、有计划地组织多种形式的康复理论与技能培训、交流，努力提高全市康复机构服务的整体水平。（附件2-1）

第二编 早期康复与服务

【附件2-1】督导评估评分细则

(一) 机构建设条件

Ⅰ级指标	Ⅱ级指标	Ⅲ级指标	等级标准			等级分值	得分
			一级（a）	二级（b）	三级（c）		
机构建设 100分	服务资格 20分	从业许可 10分	民政、教育或工商等相关政府部门的审批、注册资料，并取得相关部门的执照或许可证			a: 10 b: 10 c: 10	
		基本目标 10分	根据自身发展状况制定明确的机构工作目标和发展规划，制定切实可行的工作计划，实施情况良好			a: 9~10 b: 6~8 c: 3~5	
	人员配置 25分	资质 10分	幼教、特教、康复医学、康复治疗或心理咨询等相关人员，应具备当地卫生、教育、劳动人事等行政部门认可的教师及康复医疗、康复治疗等相关专业资格证书和执业证书，并取得国家或省、市孤独症相关康复培训的资质证书。相关人员100%持证的得10分，以此类推；少于50%的一票否决			a: 9~10 b: 6~8 c: 3~5	
		继续教育 5分	康复专业人员参加国家、省、市孤独症康复技术专业培训，并持有结业证明或学分证率达100%的得5分，以此类推；少于50%的一票否决			a: 5 b: 3~4 c: 1~2	

续表

Ⅰ级指标	Ⅱ级指标	Ⅲ级指标	等级标准			等级分值	得分
			一级（a）	二级（b）	三级（c）		
机构建设条件100分	人员配置25分	资质10分	50名以下康复者的日间康复机构、寄宿训练20名以下的机构须设兼职儿童保健医生1名，机构工作人员与孤独症儿童比例为1:2；50名及以上康复者的日间康复机构、寄宿训练超过20名的机构须设专职儿童保健医生1名，机构工作人员与孤独症儿童比例为1:2.5。在训人员乘以标准机构人员比例的得数，每少1人扣1分，扣分大于6分一票否决			a: 8~10 b: 6~7 c: 4~5	
	面积及用房15分		实用面积600平方米以上，布局合理，功能用房充足；其中有一定面积的室外活动场所	实用面积400平方米以上，基本按照设置要求布局，功能用房基本合理	实用面积250平方米以上，有基本的分功能用房	a: 12~15 b: 10~12 c: 6~10	
	服务场所25分	安全卫生10分	有卫生、消防合格证书，有防滑、防撞等安全设施，为儿童提供良好的安全保障；根据规模配备卫生保健专职人员，儿童及工作人员健康受检率95%以上	有卫生、消防合格证书，有基础的防滑、防撞等安全设施，为儿童提供一定的安全保障；根据规模配备卫生保健兼职人员，工作人员健康受检率90%以上	有卫生、消防合格证书，有防滑、防撞等安全设施；有兼职保健卫生人员，工作人员健康受检率90%以上	a: 9~10 b: 7~8 c: 5~6	

第二编 早期康复与服务

续表

Ⅰ级指标	Ⅱ级指标	Ⅲ级指标	等级标准			等级分值	得分
			一级（a）	二级（b）	三级（c）		
机构建设条件 100分	设备设施 30分	康复器材用品 20分	有多种科学实用的个体化评估软件及器材，成套感知觉训练器材等各种功能性康复训练器材及康复设施，满足机构康复需求	有科学实用的个体化评估软件及器材，有基本的感知觉训练器材及一定数量的功能性康复训练器材，基本满足机构康复需求	有科学实用的个体化评估软件及器材，有部分感知觉训练器材及一定数量的功能性康复训练器材，部分满足机构康复需求	a：16~20 b：12~15 c：10~12	
		家具设置 10分	有足够数量且符合孤独症儿童康复特点的桌椅、柜、架等康复家具，有效运用，分布合理	有一定数量且基本符合孤独症儿童康复特点的桌椅、柜、架等康复家具，并得到一定的运用	有符合孤独症儿童康复特点的桌椅、柜、架等康复家具，并得到一定的运用	a：9~10 b：7~8 c：5~6	
（一）机构建设条件总分							

(二) 业务发展水平

Ⅰ级指标	Ⅱ级指标	Ⅲ级指标	分类标准			分类分值	得分
			一类（a）	二类（b）	三类（c）		
业务发展水平 300分	行政管理 30分	制度规范 15分	建立较为全面的内部管理制度及规范，有较强的可行性及操作性，对岗位职责的完成情况有具体的考核措施，实施渠道畅通，实施情况良好	建立比较规范的内部管理制度及规范，有一定的可行性，实施渠道基本畅通，实施情况较好	有基本的内部管理制度及规范，并得到一定的实施	a：13～15 b：10～12 c：4～9	
		组织机构 15分	组织机构健全，职责明确、分工科学；有良好的协调机制和工作程序，管理工作有效，执行畅通	组织机构基本健全，职责分工较明确，有基础的工作程序，管理过程较顺畅	有组织管理行为，有责任分工，有基本的协调执行手段	a：13～15 b：10～12 c：4～9	
	基本业务管理 35分	目标计划 15分	中短期发展目标明确，有三年业务发展规划与措施，年度有计划和总结，在实施中体现机构业务管理与康复质量的稳步提高	有三年业务发展规划，年度有计划和总结，实施中基本体现机构业务管理与康复质量的发展状况	年度有计划和总结，基本体现机构业务管理与康复质量的发展状况	a：12～15 b：10～12 c：6～9	

续表

Ⅰ级指标	Ⅱ级指标	Ⅲ级指标	分类标准			分类分值	得分
			一类(a)	二类(a)	三类(a)		
业务发展水平300分	基本业务管理35分	档案管理20分	建立各项业务档案,实行电脑管理,业务信息资料保存完整,数据准确可靠,并定期进行分析、整理。儿童个体康复档案规范齐全(诊断报告、评估报告、家庭相关问卷、康复目标、计划及实施记录),且有一定的科学性	建立多项业务档案,实行电脑管理,业务信息资料保存比较完整、数据较准确。儿童个体康复档案比较规范(有诊断记录,评估报告,有康复目标、计划及实施记录)	建立业务档案,有基础的业务信息资料。有儿童个体康复档案(有诊断记录,有基础评估资料,有康复计划及实施记录)	a:16~20 b:12~15 c:10~12	
	质量管理75分	质量监控25分	机构质量管理组织健全,严格执行岗位质量规章制度和技术操作规范;建立行之有效的岗位质量评价制度、考核制度	机构设质量管理小组,在执行岗位质量规章制度和技术操作规范中有记录;有岗位质量评价、考核手段	机构设质量主管人,在执行岗位质量规章制度和技术操作规范中有督导、记录	a:21~25 b:17~20 c:8~16	

续表

Ⅰ级指标	Ⅱ级指标	Ⅲ级指标	分类标准			分类分值	得分
			一类（a）	二类（a）	三类（a）		
业务发展水平 300分	质量管理 75分	培训学习 25分	有计划、有目的地组织康复教育人员进行业务学习和继续教育培训，受训率高，内容全面，方式多样，有记录。体现学习与运用的有机结合	有计划地组织康复人员进行业务培训和接受继续教育，有一定的受训率；学习有记录。一定程度上体现出学习与运用相结合	有计划地组织专业人员分类进行业务培训和接受继续教育，有学习及实施记录	a：21~25 b：17~20 c：8~16	
		质量考核 25分	通过多种形式进行质量考核与检查；合理检核、合理评价，体现质量不断提升的良好状况	有质量考核与检查的基本措施；在实际工作中有一定的体现，对康复质量有一定的促进作用	有基本的质量检查措施，在实际工作中体现促进功能	a：21~25 b：17~20 c：8~16	

续表

Ⅰ级指标	Ⅱ级指标	Ⅲ级指标	分类标准			分类分值	得分
			一类（a）	二类（a）	三类（a）		
业务发展水平 300分	技术水平 110分	个体化评估 15分	有经过专业培训的专职评估人员1~2名。具有大专以上文化程度，心理类或医护类专业毕业，取得主管部门认可的资格证书，根据儿童发展情况定期评估	有经过专业培训的兼职评估人员1名，具有大专以上文化程度，心理、医护、教育等专业毕业，取得主管部门认可的资格，根据儿童发展情况定期评估	具有中专以上文化程度，有经过专业培训并取得孤独症相关评估资格的兼职评估人员1名，根据儿童发展情况实施评估	a：12~15 b：10~12 c：6~9	
		康复水平 15分	有科学、规范的个体化目标制定体系、运用规范、实施效果良好（在训儿童均有相对统一的目标制定流程）	有比较规范的个体化目标制定程序、运用较合理、达到一定的效果（在训儿童基本设立个体化康复目标）	有个体化康复目标，并得到基本的运用	a：12~15 b：10~12 c：6~9	

续表

Ⅰ级指标	Ⅱ级指标	Ⅲ级指标	分类标准			分类分值	得分
			一类（a）	二类（a）	三类（a）		
业务发展水平 300分	技术水平 110分	康复内容 15分	康复内容的安排与个体化评估结果及康复目标紧密结合；符合个体发展状况，针对性强，突出康复重点	康复内容的安排与个体化评估结果及康复目标有结合；基本符合个体发展状况，有一定的针对性	康复内容的安排与个体化康复目标有结合；基本符合个体发展状况	a：12~15 b：10~12 c：6~9	
		形式与方法 25分	根据个体发展过程中存在的特征、差异及发育程度安排适宜的康复活动，随机调整康复训练的方式方法；注重并有效运用孤独症儿童的视觉优势进行康复，注重游戏性干预	能根据儿童发展过程中存在的特征、差异及发育程度安排康复活动，康复训练的形式方法基本适合机构参训儿童情况；有游戏性干预活动，有一定视觉提示环境	基本能根据孤独症儿童特点安排康复活动，康复训练的形式方法基本适宜；有游戏性干预活动	a：21~25 b：16~20 c：8~15	

第二编
早期康复与服务

续表

Ⅰ级指标	Ⅱ级指标	Ⅲ级指标	分类标准			分类分值	得分
			一类（a）	二类（a）	三类（a）		
业务发展水平 300 分	技术水平 110 分	操作技能 30 分	85% 以上康复人员能根据孤独症儿童特征开展康复活动，各项康复技术的运用比较灵活，手法恰当	75% 以上康复人员能根据孤独症儿童特征开展康复活动，能运用一定的康复技术手段进行干预，方法基本适宜	60% 以上康复人员基本能根据孤独症儿童特征开展康复活动，能运用基本的康复技术手段进行干预	a：25~30 b：19~25 c：12~18	
		研发能力 10 分	有根据孤独症儿童康复需求自制自编的教具、教材、教案集；有机构自主研发的康复器材及产品；有机构或机构内部人员撰写出版的康复类书籍等等，根据具体情况酌情打分			2~10	

续表

Ⅰ级指标	Ⅱ级指标	Ⅲ级指标	分类标准			分类分值	得分
			一类（a）	二类（a）	三类（a）		
业务发展水平 300分	*康复服务指标 50分	在训儿童 25分	经过干预，90%参训儿童康复效果在自身发展基础上有明显的提高，主要表现为整体基础情况得以好转；30%有显著的提高，主要表现为沟通理解及社交反应方面能力的提升	经过干预，70%参训儿童康复效果在自身发展基础上有明显的提高，主要表现为部分基础情况得以缓解；10%有显著的提高，主要表现为沟通理解及社交反应方面能力的提升	经过干预，60%参训儿童康复效果在自身发展基础上有一定的提高，主要表现为某些基础情况得以缓解	a：21~25 b：17~20 c：8~16	
		家长工作 15分	有比较健全的家长工作制度及计划，有多形式的沟通协调手段（成立家长委员会，定期举办家长培训交流活动等），大型活动每年不少于1~2次，小型活动每年不少于5次。家长满意度达到90%以上	有家长工作制度及计划，定期举办家长培训交流活动，大型活动每年不少1次，小型活动每年不少于3次，且收到一定效果。家长满意度达到80%以上	有家长交流活动，活动次数每年不少于2次，且有记录。家长满意度达到70%以上	a：12~15 b：10~12 c：6~9	
		特色服务 10分	针对儿童家庭、社会、学校、社区开展一些有意义的公益宣传、爱心扶助、知识普及等特色活动，且收到实效。根据具体情况酌情打分			2~10	
			（二）业务发展水平得分				
			督导评估总分：				

注＊：康复服务指标主要审核：①孤独症儿童康复评估率；②孤独症儿童康复档案建立率；③康复档案和康复记录书写合格率；④各项康复治疗有效率；⑤家长对康复训练效果的满意率；⑥家长对服务工作的满意率；⑦重大责任事故发生率；⑧专业人员年度出勤率；⑨康复设备、器材完好率；⑩离开机构后，两年内与孤独症儿童的联系率等。

机构负责人签字：_____ 考评组成员签字：_____

【说明】

一、本方案适用于各类孤独症及相关障碍儿童的康复教育机构。

二、有关概念解释：

1. 重大责任事故。主要指因工作疏忽或管理不善，造成康复训练儿童死亡或加重残疾。

2. 严重违反相关政策与法规。

3. 康复人员中有人犯罪被判刑等。

三、本方案标准满分为400分，根据达到评估标准的程度，每一指标适当给分，未达到标准的不给分，打分标准需要根据本地区康复机构的整体水平做相应调整。凡存在下列问题之一者，督导评估为不合格：

1. 违反国家关于社会力量办机构的有关法律、法规，造成恶劣影响和严重后果的。

2. 机构条件严重不足的。

3. 财务年审发现严重问题，不认真及时纠正的。

4. 因机构管理不善发生重大责任事故的。

（张　翔　王晋涛）

第二章

家庭康复

由于目前尚缺乏针对孤独症核心缺陷的行之有效的医疗干预手段,孤独症儿童的康复主要采取康复教育、行为训练及药物辅助治疗等综合性措施,早期密集性的干预对改善预后有着重要意义。康复教育和行为训练的执行主体主要在康复机构和家庭。机构在培训人员的专业性、系统性和结构化程度等方面存在一定优势,而家庭则更接近于孩子生存的自然和社会环境,有更强的自然动机观察和改善儿童的行为。两者最好能够有机地结合,相互补充。

本章重点介绍家庭环境下康复教育和行为干预的路径。

第一节 家庭康复的心理准备

一、家庭康复的意义

世界上最爱孩子的人是父母,父母是孩子的第一任教师和终生教师,在孩子的整个成长过程中,只有父母最清楚、最了解孩子的特性和需要;其他人,包括医生、教师等等专业人员都只能看到孩子的某个或某些方面,无法详细了解全部问题及其实质。如果家长积极配合专业机构对孩子进行家庭康复训练,必将事半功倍。

（一）从时间上看

在康复机构里，孤独症儿童人数相对来说比专职教师多，他们难以全程得到一对一的训练机会；而对于孤独症个体来说，本身存在多方面的障碍，所习得的知识与技能需要家庭及社会生活多方位、多角度、多时间段的泛化与演练，并且需要做到随时随地、全情投入、持之以恒。

（二）从动机上看

父母及孩子亲密的照护者比其他任何人都更有动机观察孩子的一举一动和改善孩子的身心状况。为了孩子与家庭未来有一个较为理想的社会生活条件，许多家长都会以强烈的责任心，自觉自愿地付出努力，这是使孤独症孩子得到有效康复的最重要的主观因素。

（三）从内容上看

孤独症儿童的社会能力积累多是在家庭中完成的，家庭能够直接提供良好的实体训练环境。一方面，家长可以将训练机构所传授的训练原则与方法在生活情境中应用与巩固；另一方面，透过家人、亲朋好友、邻居等，孩子可以接触到最基础的社会信息，学习到最基本的社会交往技能，为将来适应社会做好相应的准备。

（四）从经济上看

完全由专业人员进行长期的康复教育训练，尤其是一对一形式的个别化训练，费用昂贵，如果家长掌握基本的康复训练方法和技能，就可以在家庭中完成部分训练任务，而相应地减少经济负担。

（五）从亲情上看

孤独症儿童的社会情感也需要从血浓于水的亲情关系中逐步感受和体验，许多孤独症儿童不会顾及别人的情感，严重缺乏社会适应能力，这就需要最亲密的家人通过有效的亲子接触（如：按摩、游戏）一步步让孩子体验情感交流的快乐，产生情感依恋，在此基础上泛化到周围人群。因此，家长在孤独症孩子情感的发展上有着不可替代的作用。

（六）从环境上看

温暖的家庭环境是孩子最熟悉、最有安全感的地方，在家里训练能减少孩子的不安和恐惧感。同时，在熟悉而自然的环境进行训练有很大的随机性和情景提示作用，有助于孩子理解和掌握各种知识与技能。

二、心态调整

孤独症儿童的家庭需要应对的问题很多：康复知识的缺乏导致的无所适从、社会不理解所带来的困惑、缺乏家人支持而造成的无奈与茫然，以及对孩子生活前景的担忧等等，一系列相继而来的问题，都需要家长炼就良好的心理素质和坚忍不拔的抗压能力。

（一）学会接纳

首先要相信医生的诊断，接纳孩子患病的事实。许多孤独症儿童的家长觉得自己的孩子长得好好的，看上去还很机灵，怎么会有精神问题呢？其实，孤独症的临床表现非常独特，对于绝大多数患儿来说，受过专门训练的专业医生（在我国主要是儿童精神科医生）作出诊断都不困难。只有相信医生、接受现实，才能及时帮助孩子，避免错过最佳康复治疗期，这是取得康复效果的前提。

（二）勇于面对

为了避免孩子不断引发的尴尬使周围人产生异样的看法，大多数家长隐瞒实情或采取回避的态度，不敢把孩子带到公共场合，甚至拒绝周围人的帮助。久而久之，家长精神紧张，心情压抑，孩子也失去了与外界交流的机会。孤独症儿童极需要在各种社会活动中发展社会适应性行为，家庭不仅仅要教给孩子社会交往的方法，更重要的是要让孩子在真实的生活环境中去演练。

（三）捷径不捷

寻求治疗的捷径是许多家长的愿望，因为害怕错过任何一种可能对孩子有帮助的机会，家长常常到处寻医问药，总想尝试所有可能的方法，但是就目前情况来看，任何捷径往往最终都以失败告终。在不断的寻找及尝试中，很可能孩子最佳的干预期（专家公认的最佳干预时期为3~6岁）也被耽误。孤独症孩子的康复需要一个长期而稳定的训练过程，应该以平和的心态正确认识自己的孩子，通过系统、有计划、有步骤的训练使孩子取得康复效果。

（四）正确爱护

家长看到孩子在康复过程中的艰难，感到自己的孩子非常不幸，这些想法很容易让家长产生包办、妥协、顺从等行为。即使孩子出现异常或者不适当的行为，家长也都采取顺从的态度，殊不知，这样做的后果很难使孩子塑造良好的行为，长此以往只会阻碍孩子的发展。只有将"温柔但坚定地坚持、合理地把控、分步骤塑造"等正确的干预方法贯穿在日常生活的每一个环节,才会得到良好的反馈,这也是家长给孩子的大爱。

(五)合理疏泄情绪

遇到挫折,许多家长心急烦躁、情绪低落、睡眠障碍,甚至将不良情绪发泄在孩子身上。出于强烈的责任感和对精神发育障碍病因的片面认识,还有的家长认为孩子的病可能是父母双方的责任,不但懊悔,还相互抱怨、指责,这样既打击了孩子的自信,也不利于孩子的康复。孤独症的病因虽不明确,但现有研究证据表明,大多可能与遗传因素或其他先天因素有关,后天养育不当与本病的发生没有明确的关系。家长之间要相互支持、摆正心态,通过倾听(倾诉)、沟通及求助心理专家等方法主动调整自己,减缓压力。

三、了解孩子

无论在专业机构还是在家庭中,康复训练都应有计划、按步骤地进行。训练计划的制定必须坚持个体(个别)化原则,其前提是对孩子的病情程度和发育状况有全面了解。对于大多数家长来说,深入了解自己的孩子是比较困难的。每一名孤独症儿童的病症特征都有独特性,需要多方位、多角度去了解。

(一)了解孩子的发展水平

只有深入了解孩子的发展水平,才能给家庭训练提供有效的指导。发展水平说明孩子目前所能达到的能力及缺陷状态,明确孩子偏离正常发展水平的程度,指导家长有针对性地制定康复目标。为此,家长需要通过一些比较正规的医疗单位或者较为专业的训练机构给孩子做一个全面评价,认真听取专业人士的分析、建议和指导,为家庭训练的科学性、有效性做准备。

（二）了解孩子的个体差异

孤独症的孩子个体差异大，发育受损程度各有不同，特征表现也存在差别，不同的特征表现需要有不同的干预方法。家长要清晰地把握自己孩子独有的特征，既要学会挖掘和利用孩子的潜能和特长，又要针对孩子的突出问题进行有效的干预。

（三）了解孩子的喜好

开始计划对孩子进行家庭训练前，了解孩子的兴趣爱好与需求是关键，因为在提高孩子的学习兴趣、建立良好的行为方式的过程中，把兴趣和爱好作为切入点和强化手段是比较有效的，以此为基础，才能逐步扩大孩子的关注面和兴趣点。

四、调整康复观念

良好的康复与教育观念是孤独症儿童逐步融入社会、迈向美好生活的关键。能对家庭生活进行适宜的调控，能合理利用家庭的资源，并能运用妥善的方法处理好孩子的行为等等，这些均应是家长必备的条件。因此，在家庭康复教育过程中，家长需要在管理思维及处事方法上做适当的调整。

（一）保持规律的日常秩序

环境和常规的微小变化，都可能对孤独症儿童造成干扰，使之产生烦躁和不安的情绪，行为问题也随之增多，而让全家陷入紧张。孤独症是生物、教育、心理等领域的尖端课题，攻克它，意志和智慧缺一不可。社会交往障碍又是孤独症最核心、最本质的特征，为此，每一种方法的使用，每一个训练的细节，都需要与孤独症儿童的社会化发展问题相联系。因此，家长需要建立相对稳定生活常规，保持良好的生活秩序，对即将进行的活动或事件变化，要通过孩子能理解的方式提前预告，让孩子适应稳定的生活，形成习惯，以减少问题行为的发生。

（二）保持教育方法的一致性

孩子在康复机构或学校每天终究只有几个小时，绝大部分时间仍然生活在家庭之中，所以家长对患儿的照管、教育，必须与康复机构或学校的教育方法相一致。如果家庭与机构、学校的方法不协调，甚至相悖，就会冲淡甚至抵消教师与医生的作用，孩子也会无所适从。

其次，保持一致性还要求所有家庭成员尽可能使用相同的语言与指导方法。无论是奖励还是批评，各自使用相同的语句与指令，孩子就不会感到困惑。在有老人一起生活的大家庭中，训练与教育态度的统一尤为重要。

（三）挖掘优势，扬长避短

许多孤独症儿童某方面能力优于正常儿童，还有的低中功能孤独症儿童虽然发展不均衡，也有其自身相对的长处。家长要学会发现孩子的突出能力，如对音乐的感受和喜爱、对字符的强记、对图画的理解等，努力提供发展优势的机会和条件，更可以利用这些优势介入训练。

在发展优势的同时，家长也需要认识到：凡是不能改变的，都要以平常心来接受；否则，无论对家长还是对孩子来说，强制与被强制都是一件痛苦的事情。

（四）培养兴趣爱好，提高自信心

孤独症儿童的兴趣一般都比较狭窄或怪异，而对小朋友都比较感兴趣的事物却没有兴趣或者是非功能性地使用。如果能发现和培养一些能与他人分享的兴趣与爱好，将为他们今后融入正常学习、生活环境提供帮助。一方面，能够为他们增添生活的乐趣；另一方面，在他们与同伴相处时，能够发挥所长、提升他们的自信心。

第二节　家庭康复的环境准备

家庭康复环境分为人文环境和物理环境。这两个部分贯穿在家庭生活的各个环节之中，相互作用，相互关联，家长如能合理把控与运用，将可以更好地发挥家庭康复的作用。

一、人文环境

孤独症儿童的康复训练是一个长期而艰辛的历程，家庭成员需要相互理解与协作，这是家庭康复必不可少的条件。很多孤独症家庭成天围绕孩子的问题而苦恼、心烦，忽视了成员之间正常的情感交流，这种消极的氛围，严重干扰家庭的和睦，更难以保证孩子得到有效的帮助。

（一）分工明确

为保证孤独症孩子的家庭有正常的生活氛围、充沛的物质支持与良好的精神支持，需要对家庭成员的职责进行分工（包括主训、辅助、后勤保障等职责），既保证有一定的经济支持，也要均衡承担家庭责任及孩子的康复训练工作。只有相互帮扶、默契配合，才能形成有力的家庭康复团队。

（二）统一观念

为了让孩子养成良好的生活习惯及正确的行为规范，家庭成员需要统一认识、统一手段、统一方法，让孩子的正确行为得到支持与巩固。有的问题需要在处理前达成一致；有的问题需要由一方处理，其他家庭成员积极配合。

(三) 榜样指引

家庭成员需要利用孩子观察事物的特点和接受知识的方式，有意识地进行行为或语言的示范。同时，还需要以身作则、严格自律，让正向行为潜移默化地影响孩子，帮助孩子建立良好的行为模式。

(四) 生活化引导

孤独症儿童的学习需要与实践紧密结合，家长要把握每一个生活环节、每一个场景及每一个事件发生的机会，及时给予提示和指导，帮助孩子在生活中学习知识、掌握技能。

二、物理环境

研究提示，孤独症儿童的学习多以视觉线索为主要通道，所以家长可以对家居现状进行有针对性的规划，尽可能通过环境的布置、空间的分隔、标识的明示来帮助孩子理解学习任务，增强学习动机。

(一) 基础环境

进行家庭训练时，需要找一个视觉和听觉刺激较少且相对固定的环境。比如：在划定的学习区域里放一张小桌子和两把小椅子，房间布置得尽量简单，光线充足，避免摆放干扰儿童注意力的物品；根据

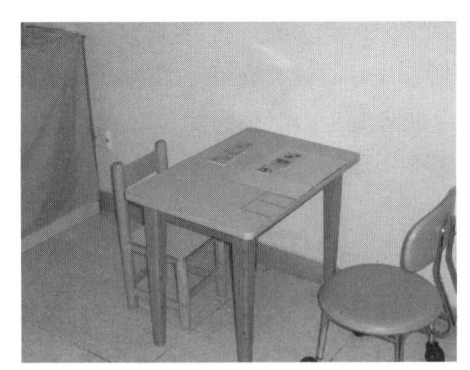

图 2-2-1　家庭训练环境

课程设计需要，室内要置放必要的教材教具。训练中可以根据需要增加家人从旁协助。(图2-2-1)

(二) 清晰的标示

根据孤独症儿童相对强的视觉信息接受能力，可以利用视觉线索辅助训练和学习。家具、活动空间和器具的安排，以明确的图像、图片及实物进行标示，以便于孤独症儿童识别，使其能有效地参与活动。(图2-2-2)

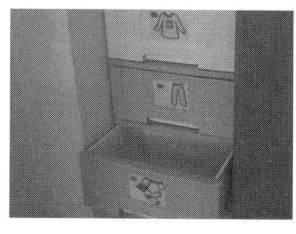 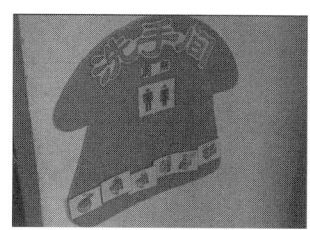

图2-2-2　清晰的标示

(三) 规律性格局

孤独症儿童不能恰当地分辨环境，不能分辨应当在哪里玩耍、在哪里学习等，所以应当将家庭环境做清晰的划分，将每一个房间、每一个设施规划出固定的功能。(图2-2-3)

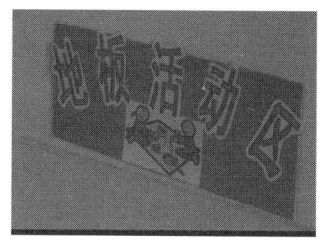 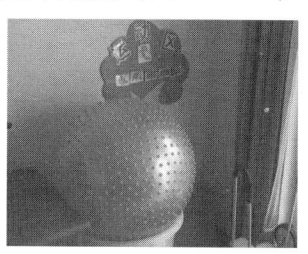

图2-2-3　规律性格局

(四) 物品的置放

应当利用孤独症孩子的刻板行为，建立具有条理性及规范性的生活常规。可以将日常生活与学习用品分门别类定位置放以方便取用，促进儿童的自主意识，使教学和训练取得稳定的效果。（图2-2-4）

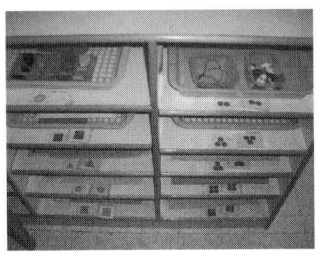
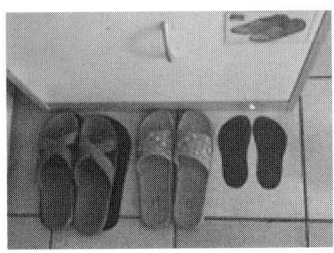

图2-2-4　物品的置放

（五）流程管理

孤独症儿童常常在转换工作时出现困难，同时在次序及组织时间方面存在较大的问题，所以要设立相对稳定的一日生活与学习时间表，定时定点完成学习内容及生活步骤。例如：动静交替地安排学习与活动，室内活动结束后可安排室外游戏，认知活动后可安排运动及娱乐游戏等等。（图2-2-5）

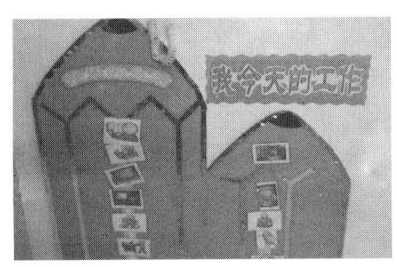

图2-2-5　一日生活流程

（六）安全措施

孤独症儿童大多缺乏安全意识，不懂得避开危险和自我保护，因此，家庭环境中一切可能给孩子造成伤害的用品或场景都应当有安全防护措施。例如：生活用刀具和玻璃器皿要放在孩子接触不到的地方；电源接通时要进行固定，断开时移远插头，以免孩子随意插拔；备用的药物或消毒、清洁用品，也都要放置在孩子不易发现或接触不到的稳妥之处。

第三节　家庭康复的技术准备

孤独症儿童的康复涉及心理学、教育学、社会学、行为学等多个领域，无论是理论方法的学习，还是实践经验的掌握都非易事，大多数孤独症儿童家长都面临这一困难。技术掌握不精，理论领悟不透，不仅达不到教育康复的预期效果，甚至可能带来更棘手的问题。比如：单纯强调语言训练而忽视其他辅助训练，或者不适当地使用强化手段，就会造成更多的行为问题，都有可能影响训练效果，甚至阻碍孩子的发展。因此，作为一名孤独症儿童的家长，只有不断学习相关理论知识与实践技能，才能理解和帮助孩子。从学习基础的康复知识与康复技能入手，可以避免家长走入康复训练的误区。

一、家庭训练操作原则

实施家庭康复，除了要掌握基本的康复技能，还必须遵循几个基本的操作原则，才能达到事半功倍的效果。

（一）因材施教，勿急勿躁

孤独症儿童个体差异性大，制定康复目标必须有针对性，切忌急于求成。更需要把握实施过程中的有效性和灵活性，唯此才可能帮助孩子一步步建立信心、提高兴趣。

(二) 不怕艰辛，持之以恒

训练孤独症儿童是一个艰难的历程，在衡量孩子进步的时间单位上是用年，而不是用月，没有长期的量的积累，就难以产生质的飞跃。家长需要有良好的心理素质和坚忍不拔的精神。

(三) 赏罚分明，及时强化

"勿以善小而不奖"。一个小小的、毫不起眼的进步都是应当夸赞和奖励的。家长要学会关注孩子的行为亮点及时进行强化，同时也要学会忽略孩子的某些不良行为，并尝试用良好行为来替代，逐步帮助孩子理解赏罚与行为之间的因果关系。

(四) 简明扼要，循序渐进

孤独症儿童对语言的理解能力较差，与他们沟通要降低标准。对于孩子不理解的指令，家长要配合动作来表示；也可将句子分解成单词，辅以相应的动作来帮助孩子了解意图。总之，简单、直接、清晰、肯定、形象的沟通方式，才能帮助孤独症儿童建构语言理解能力。

(五) 提供机会，避免包办

学会表达自己的需求、理解和顺应别人的需求对于孤独症儿来说是不易达到的。家长需要给孩子提供处理问题的机会，帮助孩子把自己的状况通过合适的方式告知他人。要让孩子尝试每一样工作，只有不断尝试，才能得到提高。

(六) 家庭社会，内外结合

孤独症儿童训练的最终目标是成为一个社会人。孩子在家庭和康复机构学到的知识和技能需要在真实而变幻的社会环境中运用和检验，唯此才可能逐步提高社会适应能力。

二、基本训练手法

孤独症康复训练有多种比较成熟并得到实践检验的技术与方法，其中适用于家庭训练的方法有基于应用行为分析原理设计的教学方法，比如回合试验教学法、结构化教学法（TEACCH），地板时间（Floor Time）教学法，基于发展心理学和人际关系理论而设计的关系发展干预（RDI），以及辅助性教学方法如图片交换沟通系统（PECS）等等，每一种方法在家庭训练中都有其独特的优势，需要针对孩子的具体情况进行选择，且需要灵活运用。

（一）一主一辅的训练方式

训练前一定要准确选择孩子的增强物；训练时应从熟悉的生活物品或场景入手。固定一名家庭成员（主训）和孩子进行一对一的训练，另一名家人从旁辅助。

（二）目标分解原则

为了使儿童在学习过程中减少挫折感，需要把任务进行分解（知识、技能、行为、习惯等）。比如：低功能孩子学习洗手：打开水龙头→淋湿双手→拿肥皂→抹肥皂→把肥皂放回原位→搓手（搓手心→交叉搓手背）→用水冲洗双手→清洗手心、手背→关水龙头→把手擦干。每一步都需要运用锁链法，逐步教会每一个动作，最后再串连起来，完成一个技能的学习。对于高功能孩子可尽量减少提示与辅助。（图 2-2-6）

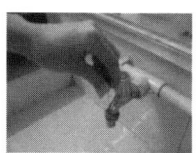 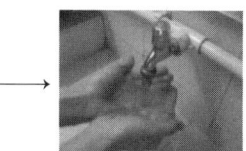 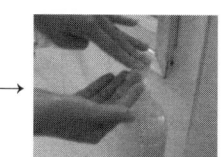

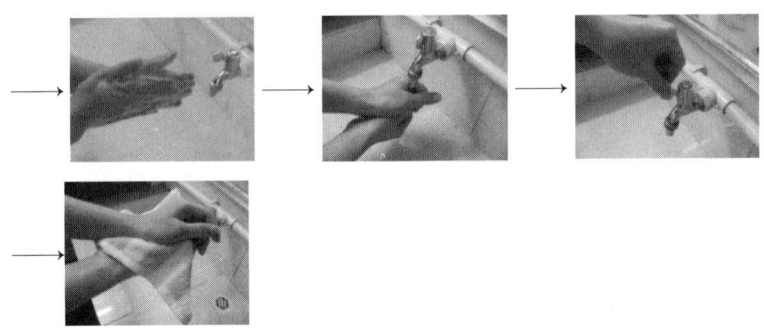

图2-2-6 按目标分解原则完成洗手动作

(三) 必要的提示帮助

一个非孤独症儿童可能通过观察来学习,比如问他"今天出太阳了吗?"他不会回答或者回答不正确时,可以再询问另一个儿童。如果别的儿童回答正确,那么该儿童下次就会参照。对孤独症儿童则必须给予提示,使他们有多次机会作出反应,多次得到强化(这包括手把手练习、语言提示、手势和操作示范等)。需要把握的是:必须逐渐减少提示,直到无需提示也能正确作出反应。

(四) 强化手段

任何一种行为变化都和它自身的结果有关联,强化的目的是让孤独症儿童增加目标行为的出现。一般在教较难的或新的技能项目时,需使用最有效的强化物。强化物需放在患儿的视野范围内。如果孩子叫了"妈妈",妈妈马上高兴地对他笑并拥抱他;如果孩子无意中说出希望得到的东西的名称,家人马上将该物品给他。于是,患儿可能因此会更多地产生这种行为。妈妈及家人对患儿的态度也就强化了他的正确行为。需要注意的是:使用的强化物要从消费型强化(吃的、玩的)逐步过渡到社会性强化(拥抱、拍手等),从低级强化手段逐步过渡到高级强化手段。

(五) 反复练习

因为使用了强化和提示，患儿才能愿意反复练习，也能更快、更好地掌握新的技能。训练新的技能时，要给孩子多次练习的机会（包括有提示或不提示）。这样可以促进孩子作出正确反应。在训练中要选用各种不同的材料反复练习，使孩子把所学的技能泛化到生活当中。

(六) 利用偶发事件

在生活（家庭、社会等）中，尤其是社会交往、社会适应等活动中，父母及家人要善于利用偶发事件，抓住机会促使孩子运用并展示已获得的知识与能力，使知识与技能得到泛化巩固。

(七) 时间的把握

家庭康复训练需要贯穿于日常生活的每一个环节，既要保证康复训练有足够的时间，也要避免长时间刻意训练给孩子带来紧张与厌恶。要根据孩子的生理年龄、整体发育水平（注意力、身体状况、情绪、刻板行为等等），对训练时间进行恰当调整。

一般两岁半以前的孩子，每次训练10~15分钟；三至四岁每次训练15~20分钟；四至五岁每次训练20~25分钟；五岁以上可保持在30分钟左右；6岁以上学龄前的孩子，时间可延长到40~50分钟左右。

(八) 科学合理

在训练中家长需要正确运用辅助、强化的方法，并对学习情况做精确的记录，以便掌握孩子的发展规律。前提是为孩子制定一个完整的、具有延续性的家庭康复训练计划。这些做法可以保证孩子得到科学合理的家庭康复训练。

三、利用环境训练

以 TEACCH 结构化教学为例：目的是运用孤独症孩子重复、刻板的行为特征及视觉优势，为孩子制定个别化的学习计划，并通过结构化的学习环境及系统的教学法，提升孩子的理解能力及计划组织能力。

（一）训练环境

家长可以将家中各个空间，进行清晰的划分和安排，向孩子分别指明学习、游戏、休息的地方。这样有助于孩子在固定的地点做固定的事情，按部就班，生活与学习变得更有规律。（图2-2-7）

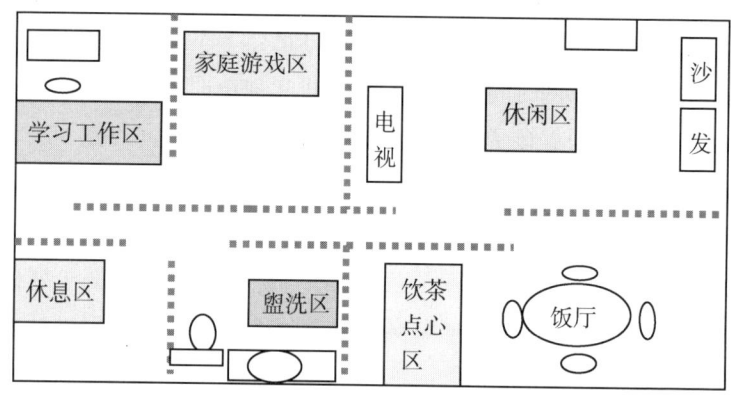

图2-2-7 家居的结构化学习及作息环境分区建议图

（二）学习及作息时间表

为孩子设计学习及作息时间表，可让孩子明确自己每天活动的计划情况，使孩子预知任何生活内容的转变，或即将开始的下一项活动的内容。

1. 个别时间表　在特定的学习或工作时间里,家长可以将指示工作程序的画片或指示卡,按次序放到该活动区域的时间表内。每次孩子要先取活动卡,再到对应的区域放下该活动卡,并进行活动。完成活动后,孩子可将有关指示卡放回时间表。为避免混乱,对于已完成的活动,可将指示卡放到特定的完成格内,也可简单地让孩子将图片反转。此外,为鼓励孩子服从"个别时间表"的程序,可在孩子完成最后一项活动后,给予恰当的奖励。(图2-2-8)

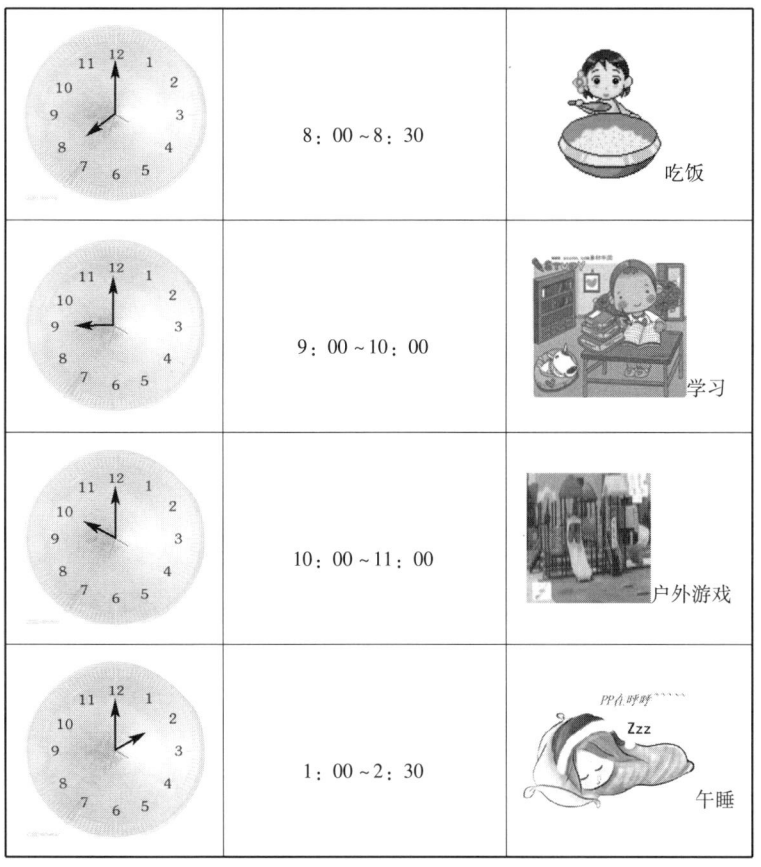

图 2-2-8　家庭训练时间程序表

2. 有序的学习流程　家长为孩子制订学习项目时，可将不同的教材（学习用品、手工材料等）按顺序放进不同的盘子内，并将盘子由上至下或由左至右摆放。学习时，每一步所需要的物品或工具用分格盘由左至右分开，最右侧的分格为完成格，让孩子摆放已完成的作品。（图2-2-9）

完成每一项学习任务后，孩子将盘子放回层架中。这样的学习过程，可以教孩子系统有序地完成各项学习任务。家长可根据孩子的学习能力，为他们建立一个属于他们自己的学习系统。

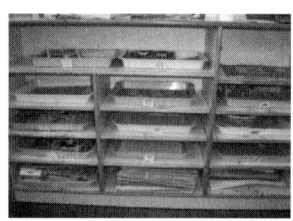

操作柜（材料需要标示清晰）

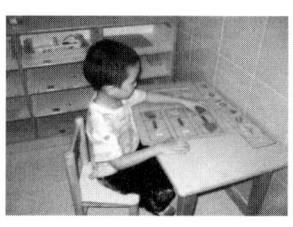

个别操作（儿童自行对应提示卡取放材料）

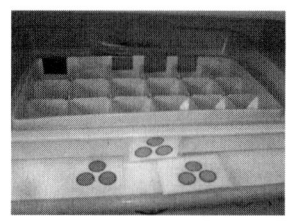

操作材料需要按视觉标示对应置放

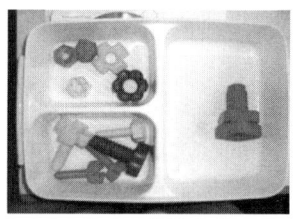

视觉提示之完成格

图2-2-9　材料的摆放及视觉提示

3. 个别学习系统　此学习系统能够培养孩子养成有序学习的习惯（即先后次序和层次的概念），学会先完成一项任务，再完成下一项任务。在固定而有规律的条件下，孩子可以更专注地学习，提高独立学习的能力。

个别学习系统可包括两方面的设计：即个别时间表及有顺序的学习流程。（图 2-2-10）

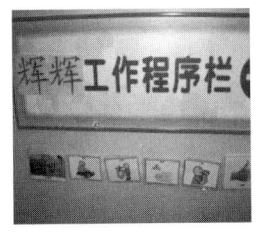 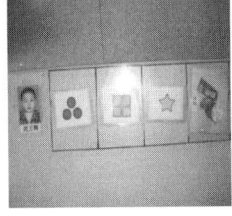 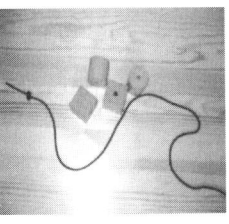

  儿童工作程序   个别操作程序表   操作材料

图 2-2-10 个人学习程序表

简易的方法是：在家中划定一特定区域为孩子的学习区，以简单的程序表标示，设置合适的活动或学习用具架，有效推行家中的结构化教学。

第四节 家庭康复训练内容

教孩子学会生活中的基本知识与技能，并在家庭及其他基本的社会环境中合理运用，这就是孤独症家庭康复训练的主要内容。

家庭康复训练内容包括日常行为规范的建立、生活自理能力的培养、认知学习能力的训练及社交技能的发展。

一、日常行为规范的建立

良好的行为规范是孤独症儿童融入社会的重要前题。家长需要帮助并训练孩子以正确的行为方式与人沟通、表达需求、适应常规等等。孤独症孩子的行为问题往往是最困扰家长的事，如果将孤独症儿童的康复训练比喻为建大楼的话，日常行为规范的训练则是生产一砖一瓦和打地基。只有具备良好的行为规范，家庭训练才能更有效。

（一）主要行为问题

不良行为问题给孤独症儿童的家庭生活带来很大的困扰，也极度干扰孤独症儿童的学习与交往。常见的行为问题包括自我刺激、情感爆发、刻板、伤害、多动、徘徊等。不同的行为问题都有其不同的功能：有的是为了逃避学习；有的是为了得到物品；有的是为了引起他人注意；还有的是为了满足生理上的自我刺激等等。

1. 干扰正常学习的行为　如自我刺激、多动、注意力涣散等。这些行为导致孩子对事物的变化及学习的内容毫无兴趣，造成沟通、学习、社交等障碍。

2. 对自己与他人造成伤害的行为　如发脾气、打人、摔东西等。这些行为多数源于孩子不懂运用正确的方式表达自己的需求，家长也不能解读他们的动机，所以才出现。严重影响正常的沟通与社交。

3. 妨碍正常生活节奏的行为　如行为固执、不服从指令等。这些行为导致孩子难以接受新的知识与技能。

（二）训练原则

1. 针对性　孤独症儿童的任何行为问题都有一定的原因，相同的行为表现背后可能有不相同的原因，找出这些行为发生的原因将有效改变孩子的问题行为。家长需要详细观察记录孩子出现问题行为的时间、地点、次数、场合、当时孩子的情绪状况及结果，分析并找出行为发生的规律和原因，并进行针对性处理。（表2－2－1）

表 2-2-1　问题行为前因后果

前因	行为	后果	处理方法参考
小明路过玩具商店，小明大喊着：妈妈，我可以买小汽车吗？妈妈说：今天不行	小明马上倒地打滚，然后抓住汽车玩具丢掉	妈妈要求他安静，但在两分钟后妈妈说：妈妈这次就买给你，但下不为例	控制前因：掌握孩子有可能发生的状况，事先做好约定。如：今天妈妈只买图书，不买小汽车。改变后果：（补救方法）当行为发生后，坚决执行要求与规定

2. 及时性　当孩子出现问题行为时，需要在第一时间作出反应和进行处理。一方面，如果有伤害行为，可以防止孩子伤及他人和自己；另一方面，延迟反应很可能让孩子难以理解问题行为的指向，不能起到行为矫正的目的。

3. 预见性　对孩子可能发生的问题行为进行预防性干预，比问题行为出现之后更容易处理。这有赖于家长认真观察自己的孩子、充分了解问题行为发生的特点及其后果。

4. 奖罚分明　对孩子出现的某些行为表现，家长应该进行一定的分析，对不良行为要进行适当的矫正，对良好行为要及时给予肯定与赞赏，让孩子对奖罚与行为性质有明确的区分。

（三）方法指导

每一个孤独症孩子都有可能出现各种各样的行为问题，家长需要掌握一些实用的手法，在日常生活中灵活运用，以便及时处理。

1. 消除诱因　即在问题行为出现前及时消除造成问题行为的原因。例如：如果孩子听到某一个电视节目的声音时会叫喊，就可以通过调低电视声音或转台等方式避免孩子叫喊。

2. 行为替代　预知孩子即将出现问题行为时，家长可以相对应地引出其他良好的行为来替代不良行为。例如：当孩子以拉扯的方式来表示与他人接近的时候，家长可以及时辅助孩子与对方握手；让孩子模仿两唇闭合，鼓起两腮，这样便不能大声叫嚷。

3. 指示辅助　若孩子的问题行为是由于他们不明白要求而发生的，父母可给予他们清晰的指示，示范恰当的行为，亦可在问题行为出现的初期给予及时的帮助，从而减低问题行为加强的机会。

4. 提前预告　如果孩子对新的环境或任务反应较大而导致问题行为出现，父母可尝试预先告诉孩子有关的转变内容，或与孩子进行模拟练习。例如：在上商场购物前，和孩子说好购买内容（对较难理解语言的孩子，可以出示几种物品的卡片，由孩子根据自己的需求进行选择），达成"购物合约"，并坚持履行合约等等。

5. 行为忽略　如果孩子为了引人注意而出现问题行为，家长可以不予理睬。孩子开始可能会变本加厉，家长应尽可能保持冷静，坚决不让孩子以问题行为得到别人的关注。当然，危急情况除外。

6. 尝试接纳　如果孩子的某些问题行为不会对他人造成太大的干扰，家长需要尝试让孩子知道"父母明白和接纳孩子的情绪与感受"，纵使其表达方式并不恰当。例如：孩子以固定位置摆放他的用品，家长可以不做改变。

7. 示意停止　当问题行为出现时，家长可尝试直接示意让孩子停止。亦可预先与孩子约定一套手势或暗号，作为制止方式。例如：当孩子在公共场所吵闹时，家长用食指放在嘴唇前发出"嘘"音以示安静。

8. 积极奖励　保证孩子有一个良好的生活学习秩序，是孩子形成良好行为规范的重要条件。家长需要对日常生活进行恰当的规划，持之以恒、严格实施。最积极的做法是：随时把握机会奖赏孩子的恰当行为，使良好行为得以巩固。

二、生活自理能力的培养

生活自理是孤独症儿童最基本的能力，也是独立生活的必要条件，所以独立生活是孤独症儿童康复的根本目标。生活自理是指个体在生活中所要涉及的自我服务性活动，一般分为个人生活自理（个人卫生、饮食、上厕所、着装、睡眠、出行安全）、家庭生活自理（家庭常识、家务、理财）、社会生活自理（了解社会生活、遵守社会公德、参与社会生活、安全管理）等内容。

（一）重要性

自理能力的训练是孤独症儿童家长最容易忽视的问题。许多家长的训练重心在于孩子的知识积累，而不是生活技能的培养，这也是很多孤独症儿童到八九岁还不会独立穿衣、吃饭的重要原因之一。

孤独症儿童的自理能力较差，培养这方面能力需要很大的耐心。许多家长缺乏良好的训练方法或耐性，经常包办孩子的多数生活需要，剥夺了孩子自我学习与自我照顾的机会，很容易使孩子养成饭来张口、衣来伸手、随地大小便等不良习惯，而且越来越顽固，长大以后仍依赖家庭的长期照顾。然而，在科学的训练和细心的关怀下，大多数孤独症儿童都能够学会相当复杂的自我帮助性技能。

如果孤独症孩子能在各种社会活动中做到自理，不但能减轻家长的负担，智能、体能与社会适应能力也会相应得到发展。

因此，作为家长，在日常生活中需尽可能给孩子提供动手的机会，避免包办，让孤独症孩子能有机会积累相关的经验。家长只有增强这方面的意识，才能避免使自己成为孩子永久性的生活保姆。

（二）训练原则

1. 直观性　生活自理能力也就是动手能力，但凡需要用手操作的动作都是非常直观的。对孤独症儿童进行自理能力训练需要利用其视觉理解的优势，通过图片认知，结合实际场景进行。

2. 系统性　自理生活内容贯穿在生活的每一个环节，是一种系统性的工作。家长不但要教会孩子每一个独立的自理技能，还要指导孩子处理与之相关联的一系列问题。例如：上厕所时，发现厕所里没有手纸，如何处理，需要到哪里购买，等等。通过自理技能的系列训练，可相应提高孩子对事物关系的认知与理解能力。

3. 循序渐进　每一项自理任务都是若干动作的组合，训练过程都需要家长将动作分解成多个环节。例如：学习洗脸，需要从准备洗脸水、正确用手搓毛巾、绞干毛巾，然后用手掌托毛巾，到最后掌握正确的擦脸方法等动作组成。家长不能急于求成，只有循序渐进帮助孤独症孩子分别掌握每个环节的动作，再将这些动作串联起来，才能使孩子掌握该项自理生活技能。

4. 持之以恒　孤独症儿童习得的自理生活技能要在日常生活中不断练习与巩固；要避免为了赶时间或者嫌麻烦而时训时停，从而导致自理技能难以巩固或半途而废。家长要以坚定的意志与毅力,坚持不懈地帮助孩子掌握点点滴滴的技能技巧。

(三)方法指导

在训练前,要先将每一个活动分解成若干个环节,然后逐一进行训练。可以从第一个环节开始训练,后面的环节辅助完成,称为"顺向锁链法";也可以从最后一个环节开始训练,前面的环节辅助完成,这称为"逆向锁链法;也可以从最简单的环节开始训练。具体情况依孩子的能力而定。当每个环节都能完成得很好时,要将各个环节串联起来,训练孩子运用技能的连续性和完整性。

例如穿脱衣服训练:穿脱衣服的过程有许多步骤,对孤独症儿童来说是相当复杂的事,不可能一次学会。正确的方法是把动作分解,手把手地教孩子做每一个动作,让他直接感受到每个动作的肌肉运动,从而掌握每一个动作。为使患儿有成就感,可用逆向锁链法,从最后一个动作学起,前面的动作通过辅助完成。也可以在训练穿衣服前,单独训练其中某些技能,如扣纽扣、系带子、拉拉链等。

例如吃饭训练:第一步,辅助孩子握住勺子舀起碗中的食物,并给予奖励;逐步减少辅助,直到孩子能掌握这个动作;第二步,与第一步连起来辅助孩子慢慢将食物送入口中,并予以奖励;到孩子能掌握第二步动作时,再将两步动作串联起来,完成吃饭技能的训练。训练时,要逐渐减少辅助的方法,辅助的程度也要逐步减退:先握住手指辅助,再握住手腕辅助,再到手臂辅助,最后过渡到轻拍手部予以提示。

有一些自理技能,需要家长学会针对性的训练方法。例如排泄训练:开始训练时,家长每小时都要带孩子入厕 5 分钟,此间必须陪伴孩子,一旦孩子顺利排泄则马上予以奖励;如果 5

分钟后孩子仍未能排泄，便带他离开厕所，不需要称赞或责罚他；在训练过程中家长需要记录孩子的表现并掌握其排泄的时间，以帮助孩子养成良好的排泄习惯。

三、认知基础功能的训练

认知是人与人沟通的基础，也是个体适应社会生活的基本能力。认知能力一般泛指熟悉事物能力、感知能力、思维能力等等。大多数孤独症儿童存在着认知障碍，无法对四周事物进行合理的分析、综合、归纳、整理，以至于影响他们对事物的理解和认识，也阻碍着正常的人际交往。

（一）训练原则

1. 多感官训练　知觉是认知发展的基础。由于大多数孤独症儿童的视觉优于听觉，对抽象概念的认知存在较大的障碍。家长可以利用环境和实物图片等直观材料给孩子进行相关训练，如果在利用视觉优势的同时调动听觉、触觉、味觉等感觉器官的参与，将起到良好的训练效果。

2. 循序渐进　孤独症儿童认知学习需要从简单到复杂、从具体到抽象逐步过渡。认知训练要经过对事物的识别、命名、归纳、迁移等过程。家长不能操之过急，需要耐心等待孩子的每一个进步，逐步帮助他们积累知识经验，提高他们的认知水平。

3. 新旧任务穿插　在认知训练时，家长需要尽可能激发孩子学习的动力，要在孩子掌握每一个技能的过程中为他们创造成功的机会，在教他们学习新技能的同时也让其有足够的机会重复已经学到的技能，并且让他们因此而得到奖励，从而增强学习的信心。

4. 适度预期　要坚定孤独症儿童也有认知发展需要的信念，家长要考虑孩子的发展水平、学习方式、学习速度等方面的个别差异，更要避免按照普通儿童的认知特点要求他们，要使内容和方法具有一定的弹性，根据孩子的实际情况进行调整。既不对孩子的认知能力放弃期望，也不以过高标准要求而使孩子有挫败感。

5. 学习与泛化　孤独症儿童缺乏知识的运用与迁移能力，家长需要将认知学习内容随机融入到日常生活与游戏之中，并与语言、社交、自理、运动等训练内容结合起来，尽量帮助孩子将学过的知识与技能举一反三、融会贯通。

（二）方法指导

认知训练涉及的内容广泛，家长需要根据孤独症患儿自身的能力水平来安排具体的认知学习内容，尽可能从孩子感兴趣的事物入手，指导孩子运用学过的知识解决一些简单的问题，提高思维能力，培养学习兴趣。

1. 以能力训练为主　孤独症儿童认知训练的重点不应当是学会多少知识，而是如何帮助他们减缓由于感知觉发展滞后而导致的注意缺陷、行为紊乱、理解偏差等一系列突出的病理问题，而这些问题极度影响他们接受外界信息的能力。如果注意力无法集中，就难以进行有效的学习；如果没有辨识和类别概念，就难以对事物进行有效的分析和归纳；如此等等。

2. 从熟悉的事物开始　同正常儿童一样，孤独症儿童的认知发展也需要从身边熟悉的事物开始，家长需要利用日常生活中的每一个机会加以引导，使孩子通过身边熟悉的环境，了解自己，以及与自己相关联的人和事物。例如：知道自己的姓名、性别、身体各部位的名称、家庭住址、家人的姓名及工作单位等等，这些都是最基本的认知内容。

3. **善用自然奖励物** 家庭康复中，奖励物的使用不可或缺，孤独症儿童对奖励物的兴趣越广，他的认知范围就越大。每一种奖励物都可以是孩子的认知对象，家长需要时刻观察孩子的关注对象，随机运用引起他们兴趣的事物进行认知教学。例如：孩子喜欢玩具车，就可以在与孩子玩车的互动过程中认知"车的颜色"、"车的功能"、"车的种类"等一系列内容。事实上，拓展孩子对事物的兴趣也就拓宽了他们的认知范围。

4. **注意事物的功能属性** 事物的色彩、形状、大小、味道等都具有多种多样的形式。孤独症儿童往往只关注其中某一个方面的特征，而无法对事物的整体特征进行整合和类化。例如：只关注车轮转动，而无法理解车的功用。家长需要训练孩子对事物进行整体认知、类别认知和关联认知，让孩子对环境中事物的多种变化形成恰当反应，从而提高对社会环境和周围事物的理解与接纳能力。

5. **提供知识泛化空间** 许多孤独症儿童对认知对象的背景环境具有选择性，有的患儿在一种环境中认识某种事物，换一种环境就完全不能识别；同样是杯子，不同的设计风格就会干扰他们对杯子的正确命名。家长除了选择多样性的认知训练材料以外，更重要的是教孩子将学到的知识运用到生活的每一个地方。例如：认识了服务员，就要帮助孩子将服务员的概念拓展到餐厅、旅馆、车站等各种环境中，让孩子掌握知识的实质。

6. **抽象事物形象化** 由形象思维逐步发展到抽象思维是儿童思维发展的主要特点。孤独症儿童难以理解抽象事物，这是认知的一大障碍。家长需要多动脑筋，将抽象事物形象化。例如：在帮助孩子理解"愤怒"这个概念时，家长可以运用不同的能引起愤怒的事件图片来帮助孩子配对，也可以扮演事件中的人物表现出愤怒的情景，逐渐让孩子理解"愤怒"的具体涵义。

四、语言沟通与交流的训练

康复训练的最终目标是提高与发展孤独症儿童适应社会的能力，这是康复的精髓与核心，而语言的沟通与交流是达到这个目标的重要基础。家长需要利用家庭与周边资源，给孩子创设语言沟通与交流的环境。目的是教会他们一些基本的沟通技能，逐步提高他们与周围环境协调的能力。

（一）训练原则

1. 遵循发展规律　儿童各方面的能力有一定的发展顺序与规律，孤独症儿童也不例外。当孩子有一定的语言能力后就需要建立沟通的行为，有了沟通的行为还需要理解自己与他人的情感，有了基本的情感才能发展一定的思维，从而一步一步达到社会性交流的目的。每一个环节都是下一个目标的基础。

2. 与生活结合　孤独症儿童的抽象思维能力有缺陷，不懂得举一反三，家长要尽量透过实物和真实的情景帮助他们理解与获得有用的沟通技巧。教孩子语言要以生活用语为主，沟通的话题要与情景相配合。从孩子感兴趣和关心的事物引入话题是最好的训练方法。

3. 与游戏结合　各种沟通与交流技能都可以通过游戏的方式学得，使儿童在自然、轻松、好玩的情景下逐步积累经验，获得感悟。例如：在"过家家"游戏中学习家庭的生活交流技能；在"我是小售货员中"学习如何应对他人的不同需求；在"邀请我的小客人"中理解共同游戏的规则和行为等等。

4. 善于变通　大多数孤独症儿童有固定的特征性行为表现，故在训练时应尽量多些变化，随时随地给予刺激机会，避免由于一成不变的学习过程导致他们形成特定的思维、特定的生活方式及特定的沟通行为。教孩子学习某一个交流技能，需要设立多个行为方式，要让孩子了解每一种方式均可以达到同一目标。

（二）方法指导

在社会性语言训练的过程中，一些基本的方法均适用于各功能区的孤独症儿童，家长需要有意识地采取一定的措施、运用一些方法，帮助孩子突破沟通障碍，达到主动交流的目的。（图2-2-11）

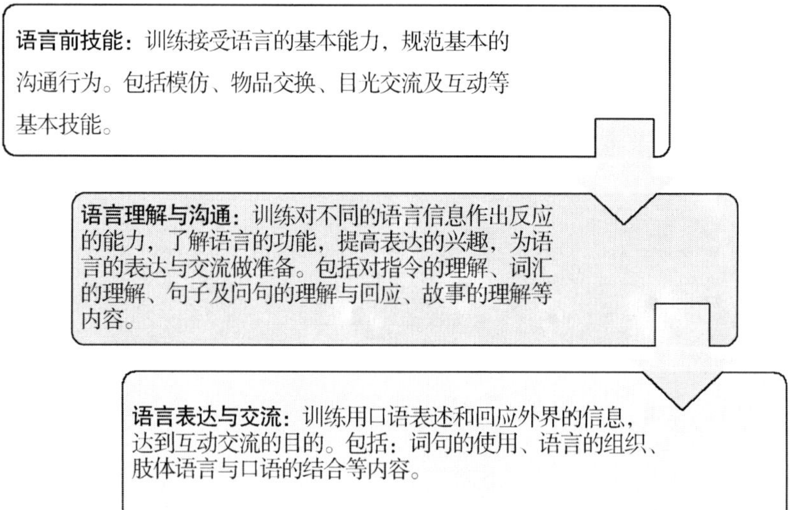

语言前技能：训练接受语言的基本能力，规范基本的沟通行为。包括模仿、物品交换、目光交流及互动等基本技能。

语言理解与沟通：训练对不同的语言信息作出反应的能力，了解语言的功能，提高表达的兴趣，为语言的表达与交流做准备。包括对指令的理解、词汇的理解、句子及问句的理解与回应、故事的理解等内容。

语言表达与交流：训练用口语表述和回应外界的信息，达到互动交流的目的。包括：词句的使用、语言的组织、肢体语言与口语的结合等内容。

图2-2-11　语言沟通和交流发展流程

1. 随机回应　许多无语言的孤独症儿童经常会发出有意义或无意义的声音，虽不构成语言，却非常重要，家长却往往会忽略。除了需要及时回应孩子说话、发声外，还需要观察其手势和表情、眼神与动作，从中分析所含的意思。如果家长能对孩子发出的不同信号及时给予关注和回应，可大大提高孤独症儿童说话和沟通的能力。

2. 简洁直观　他人语言和行为是孤独症儿童获得信息的重要来源，理解这些讯号需要观察、分析与解读，而这些技能的建立对孤独症儿童来说十分困难。家长要运用明确而简单的语言、直观的提示与孩子进行沟通；要循序渐进地帮助孩子理解语意，提高其对语言表达的兴趣；要借助于手势或图片帮助孩子理解问题……

3. 把控声调　孤独症儿童普遍存在注意力涣散问题，如果语言缺乏抑扬顿挫的声调很难吸引他们的注意。因此，家长需要善用言语的变化来帮助孩子沟通与学习：可以利用声调变化突出词语学习的重点，可以延长语音让孩子补充词语来提升听觉注意力……

4. 创设情景　所有的语言与交流都是在生活环境中发生的。创设一些情境，引起孤独症患儿的好奇心，往往能诱导孩子发问，激发沟通与交流的意图：可以将孩子正在摆弄的玩具忽然拿走以引发沟通，可以更改孩子坚守的一个生活插曲以引起他的反应使之介入沟通……

5. 示范演练　孤独症儿童对许多问题很难理解，可以尝试以游戏的形式进行示范和表演，帮助孩子模仿与理解。尽管有些时候只是机械地模仿，但不断的积累将会让孩子获得更多经验。可以由父母将孩子遇到的沟通难题进行表演，直接将期望的行为和交流方式展现出来，并指导孩子参与表演。

6. **丰富想象** 当孤独症儿童建立一定的语言沟通与交流能力后，丰富想象、扩充语言就显得很重要。可以用扩展句子练习、句子接龙、角色扮演、故事演绎等等方式丰富表达内容。

7. **把握规律** 孤独症儿童语言的沟通与交流训练需要遵循一定的规律，家长要了解孩子的能力特征及其范围，选择适宜的内容进行针对性的训练。只有了解孩子是否具备目光对视、模仿等语言发展的前技能，才能进行语言理解的训练；理解能力得到加强之后，才能进行理解与表达的综合能力训练。如果没有把握语言发展的规律，很难帮助孩子进行正常的沟通与交流。

8. **融入生活** 孤独症儿童家庭康复训练的目标不仅仅局限于某一项技能，而是要充分利用孩子生活的环境，将训练与生活紧密结合起来，把握快乐训练与快乐生活的基本原则，激发孩子的交往动机，培养他们的社会情感，构建他们社会化的行为方式。

社会交往是孤独症儿童难以逾越的障碍，需要社会、学校、社区了解他们，接纳他们，共同帮助他们。孤独症儿童的家长必须勇敢地将孩子领出家庭，主动与外界沟通，在让孩子得到更多交往机会的同时，也使家庭得到更便捷、更直接、更有效的帮助。

家长需要记住：帮助孤独症儿童突破沟通障碍，才是帮他们获得各项能力的关键，也只有自身的改变，才能给孩子带来改变。把握了这几个重要理念，家庭康复训练就迈出了最坚实的一步。

（王晋涛　范伟娣）

第二编
早期康复与服务

第三章

社区服务

社区一般是指城市居民委员会的辖区范围或农村的每一个村庄。

孤独症的社区服务，是指在政府主导下，在家庭和社会力量的大力支持和积极参与下，充分利用社区各方面的资源，为孤独症患者的管理、医疗、教育、康复、社会保障、职业训练和劳动就业等提供咨询、指导、帮助和协调等全方位的综合服务。

由于孤独症的慢性终生性病程特点，且具有不同程度的精神残损，患者在医疗、学习和就业方面存在巨大困难，因此，医疗、康复、教育和就业是社区服务的重点。

第一节 成立服务机构

社区服务是一项系统工程，服务体系的建立，需要一定的人力、物力和经济基础，更离不开政府各部门的密切配合。孤独症的社区服务内容广泛、部门众多，需在地方政府的领导和协调下，成立相关服务机构。

一、领导机构

可成立市、区两级"孤独症社区服务领导机构（小组或办公室）"，由政府分管领导担任机构负责人，各级残联、卫生、教育、财政、人力资源、民政等部门分管领导作为领导机构成员。

领导机构根据本地区社会经济发展水平和财政状况，研究制定本地孤独症患者社区服务工作计划，并协调政府相关部门加以实施。

二、康复就业管理机构

以残联康复就业部门为核心，建立孤独症康复就业管理机构，统一指导和管理本地区孤独症社区康复和就业事务。（图2-3-1）

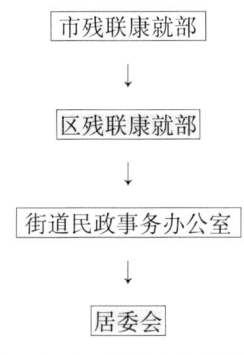

图2-3-1 孤独症康复就业管理机构

三、康复服务机构

在康复就业管理机构的领导、协调和支持下，成立社区康复服务机构，具体承担孤独症的社区康复任务。（图2-3-2）

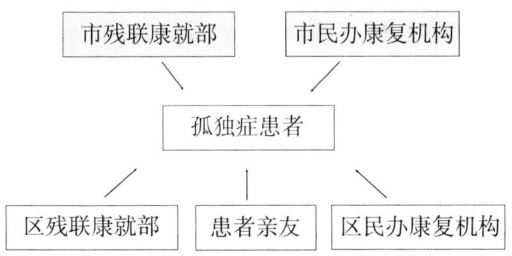

图2-3-2 孤独症社区康复服务机构组成

四、医疗服务网络

以社区健康服务中心为基地,以具备相应专科资质的市、区两级医院为核心,成立孤独症医疗服务网络,负责本病的科普宣传、诊断治疗、医学咨询和康复技术指导等任务。(图2-3-3)

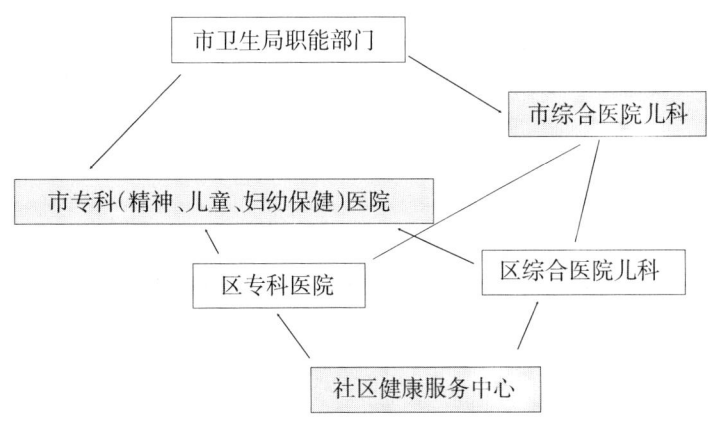

图2-3-3 孤独症医疗服务网络

五、教育服务机构

孤独症的教育包括学前教育和学龄教育、融合教育和特殊

教育，服务应由各级教育部门负责。（图2-3-4）

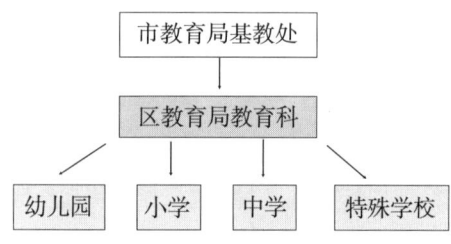

图2-3-4 孤独症教育服务机构

六、就业服务机构

由于学习和社会交往障碍，劳动技能的获得存在困难，孤独症患者成年后很难获得主流就业机会，需要有专门机构为他们提供职业技能训练，并在就业方面给予照顾。

根据我国实情，这项服务应该由残联主导，政府其他相关部门如医疗卫生、人力资源、土地、工商和税务管理部门等给予必要的支持和协助。（图2-3-5）

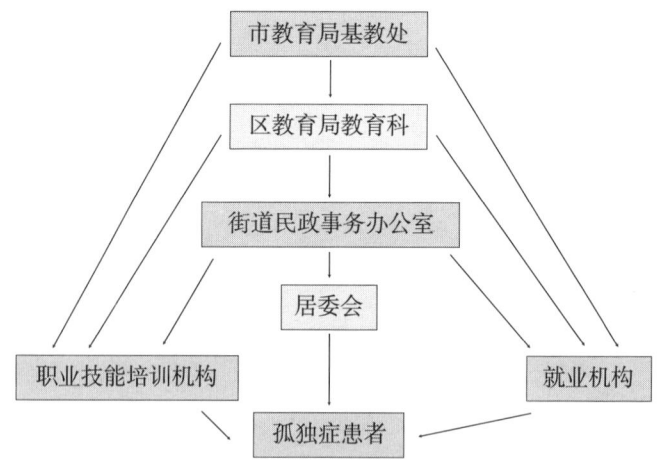

图2-3-5 孤独症就业服务机构

第二节 各部门职责

在孤独症的社区服务体系中,政府相关部门应明确各自的职责,并通过相应的服务机构,制定、实施职责范围内的服务计划。

一、医疗卫生部门

根据我国医疗卫生现状,医疗卫生部门在孤独症的社区服务中,主要应承担五大职责。

(一)技术人员培训

随着我国医疗卫生体制的改革,社区医疗正在大力发展和普及,越来越多的儿童将在社区接受健康检查和疾病筛查。医疗卫生主管部门需要组织有关专家,对社区通科医生进行专业培训,让他们了解孤独症的主要临床表现,掌握基本的筛查和诊断技术,发现可疑病例及时向上级医院转诊,以便尽快明确诊断。

由于国内对孤独症等广泛性精神发育障碍认识较晚,相关学科发展相对滞后,加之各地区的诊治水平参差不齐,很多地方十分缺乏专业医生,患儿往往四处求医而得不到及时确诊。对此,医疗卫生主管部门应重视相关专业的学科建设,积极培养专业人才,在市、区两级专科医院或综合医院儿科配备熟悉孤独症诊疗技术的专业医生,条件具备时可成立专病门诊,为本地患者提供专业化的医疗服务。

目前在国内,无论是精神科、儿科还是其他相关临床学科,熟悉孤独症的医生为数不多。高等医学院校的教材中,应当增加本病的教学内容；在医疗专业学生的临床实习中，也应重视发育障碍的相关病种；地方医院需要加大相关专业人才的培养力度。考虑到患儿就诊的首选医疗机构多为儿童医院或综合医院的儿科，需要重点加强对儿科医生的培训，提高他们对本病的认识，让更多有机会首先接诊患儿的医生掌握本病的诊疗技术。

（二）疾病筛查

早期发现、早期干预是孤独症康复效果的重要保证。医疗卫生与教育主管部门协作，组织专业技术人员，可在幼儿园对学前儿童进行心理发育评估和发育障碍筛查，以便尽早发现可疑病例。

临床上，本病的确诊往往在3岁以后，因此可能错过最佳康复时机。实际上，孤独症的早期症状虽不突出，但在3岁之前，大多已表现出某些极具特性的交流、兴趣和行为障碍，只是因为家长缺少育儿经验和相关医学知识，没能充分注意。对此，在社区康复中心和市、区医院的儿童保健科，都有必要增设幼儿心理发育评估和发育障碍筛查项目，这样才能最大程度做到早发现、早确诊。

（三）医学咨询

可在具备条件的市、区两级医院开设心理发育障碍咨询门诊，也可安排专业医生定期到辖区或下属社区康复中心开展咨询服务，解答患者家属在诊疗、教育、康复等方面的疑难问题。

（四）科普宣传

利用社区工作站或社区健康中心，开展孤独症科普知识讲座，或在宣传栏上定期出版壁报；也可编写、发放科普读物，对孤独症相关知识及家属普遍关心的问题进行讲解。

（五）上门服务

社区健康服务中心及上级专科医院，既可在社区或医院提供接诊服务，也可通过建立家庭病床和入户指导等形式，上门为患者提供诊断、功能评定、康复治疗和转诊转介等服务。

二、残联

残联在孤独症的社区康复和就业服务中发挥着主导作用，其职责主要包括六部分。

（一）掌握实情

通过残疾普查或流行病学调查，掌握本地区孤独症的患病人数，为政府决策、康复和就业工作的规划提供科学依据。

（二）寻求支持

向地方政府和分管领导反映本地区孤独症的患病情况，引起政府相关部门对本病的重视，寻求政策和财经支持。

在财经方面，除了争取政府投入外，还可通过慈善募捐、机构或爱心人士捐助、福利彩票和残疾人救助基金等多种渠道筹措经费，专门用于孤独症的康复和就业工作。

（三）加强管理

通过各级康复和就业管理机构，加强社区康复工作站和残疾人就业机构有关孤独症康复和就业工作的管理，包括人员、场地、设施、技术、经费和安全管理，确保康复工作顺利实施，并达到应有的康复效果，努力为患者争取合适的就业机会。

应鼓励社会力量和民间资本参与孤独症康复和就业工作。政府领导机构要在注册、设备、场地和技术等环节上对社会康复和就业机构给予必要的扶持和帮助，也要对这类机构进行适当管理，特别是在人员资质、康复技术、就业环境和安全保障等方面。

对于来自政府和民间的康复和就业培训经费，在规范管理的前提下，可以直接划拨给康复和培训机构，专门用于孤独症的康复和职业技能训练。

（四）技术服务

康复和职业技能培训机构的成立，无论是政府主导的还是民间资本支持的，都需要配备懂得孤独症康复技术和技能特点的专业人员，也需配置必要的康复和职业技能训练器材。康复就业管理机构在技术引进和人员培训方面，需要对社区康复和职业技能培训机构给予指导和帮助。

这项工作有时需要医疗机构和人力资源部门的协助。

（五）残疾评定

孤独症属于精神残疾范围，在医疗机构作出疾病诊断后，残联主管部门需要对患者的残疾程度进行评定，并发放残疾证，作为政府资助、照顾或优抚的依据。

（六）就业服务

孤独症患者的就业服务主要涉及职业技能培训和帮助就业两个方面，两者可在不同机构分别进行，也可由同一机构一并承担。

就业服务机构首先应组织相关专业人员对患者的病情严重程度、智力水平、安全意识、职业兴趣及可能胜任的职业范围加以评估，然后安排正式就业前的技能培训。这种培训一般应由各级就业服务机构负责，可成立专门培训机构，也可委托预定就业机构进行就业前（岗前）培训。

孤独症患者的就业可集中安排在由基层政府主导成立的就业机构，诸如"社区庇护工厂"、"社区便民服务网点"、"社区手工作坊"之类，也可分散安排在社区内的个体或集体企业，政府按政策对这些企业实施税收减免。

受疾病性质的影响，孤独症患者的就业范围比较局限，一般适合编织、清洁、安装、打印等手工作业，也可从事销售、保管、运送、机械维修等简单的脑力和体力工作。

三、教育部门

教育部门承担孤独症儿童的义务教育任务。应大力宣传融合教育的观念，通过法律或政策规定，鼓励各级教育机构接收孤独症患儿。

（一）幼儿教育

教育主管部门出台规定或通过地方立法，按照居住地就近原则，必要时统筹分配，无论公立还是私立幼儿园，都必须接受一定数目的孤独症患儿。

各幼儿园应配备特教老师，或成立特教小组，专门负责孤独症儿童的管理、教育和生活照料。

（二）学龄教育

对于那些病情较轻、有一定学习能力又不大影响他人的患儿，原则上应在居住地附近普通学校接受教育。有些患儿存在多动、不专心或破坏行为，通过治疗，同样可能融入普通学校。

患儿在普通学校就读，学习文化知识并非主要目的，关键是为他们提供一个与同伴交往、与正常环境接触的机会，使他们尽可能融入社会。

(三) 特殊教育

有些患儿，特别是那些伴有严重智力低下者，不仅学习能力严重受损，日常生活都不能自理，或有严重破坏行为又不能有效控制，确实难以适应普通学校的教育环境。对于这样的孩子，往往不得不安排在特殊学校接受教育，且主要是培养生活技能。

特殊学校应配备熟悉孤独症教育、康复和生活技能训练的特教老师。

四、计划生育部门

计划生育部门负责孤独症儿童的父母生二胎的审批工作。

由于孤独症的同胞患病率比一般人群高数十倍，本病患儿的父母若生二胎，患同病的风险明显增高，因此，从优生的角度考虑，不应鼓励患儿的父母再生。

但由于社会习俗的影响，加之社会保障体系尚不健全，很多家长出于对孩子未来的担忧，强烈要求再生一胎，以便日后患者有亲人照顾。

国家和各地计划生育主管部门对孤独症患儿的家长是否准生二胎目前尚无明确规定，实际操作过程中，多数地方予以准生。对这类家庭所生二胎子女的精神发育和患病情况，需要进行跟踪调查。

五、民政和社会保障部门

由于长期不断进行医疗、康复，开销巨大，孤独症患者的家庭大多面临经济紧张、生活困难的局面，民政部门应当根据地方财力，给予这些家庭适当生活补贴。社会保障部门则必须将患者纳入医疗和养老保障体系。

第三节 社区康复服务

社区康复是孤独症社区服务的重要内容,它与机构康复和家庭康复密切配合、相互补充,是孤独症患者提高生活技能、增强心理和社会功能、改善生存质量的重要途径。

一、制定计划

市、区两级残联康复就业管理机构,在调查了解区域内孤独症康复需求的基础上,遵照政府对残疾人康复工作的要求,制订孤独症社区康复计划及实施方案,引进或培训专业技术人员,成立康复工作团队,建立康复档案,落实康复服务保障措施,督导康复工作的进展,并对康复效果进行评估。

康复效果的评估可以从症状改善、生活自理、功能恢复及人际交往等几方面着手。

二、组织实施

在残联康复就业管理机构的指导下,由社区康复协调员牵头,成立由社区康复工作站专业人员、患者亲友和社会工作者组成的"社区康复管理小组",实施辖区孤独症患者的康复计划。

具体康复任务可由残联系统主办的"社区康复工作站"承担,也可委托经过残联等相关政府部门批准成立的社区民办康复机构完成。

三、合理利用康复资源

由于地方政府财力所限,各地康复机构和康复专业人才十分短缺,孤独症的康复工作不可能由政府部门全部包揽。对此,康复管理机构和社区康复工作站有必要与患者的亲属计划、协商,根据患者的康复需求、家庭经济和人力条件,对家庭康复、社区康复和机构康复的时间、目标、任务等进行合理分工,既保证康复效果,又避免康复资源的重复利用或浪费。

社区康复的技术、方法和实施步骤可参考"机构康复"和"家庭康复"有关章节的内容。

(刘慕兰　舒明跃)

第三编
教育与生涯发展

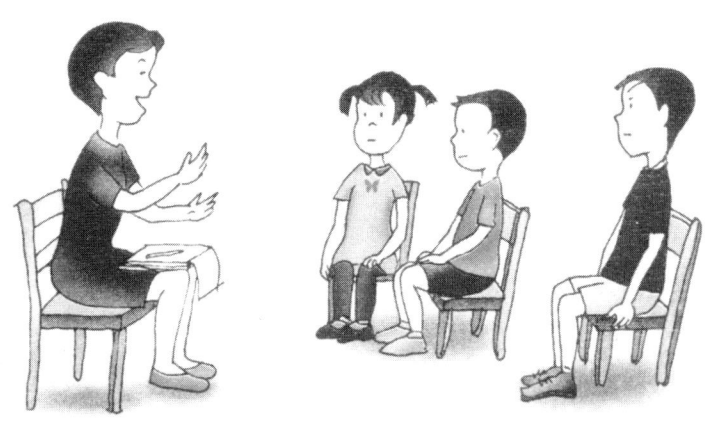

孤独症儿童享有接受学校教育的权利，但由于能力发展和情绪行为等方面的特殊性以及其对教学造成的影响，他们的入学问题比较特殊。目前除了通常的划片区就近入学、家长自愿等原则外，可以根据实际情况由专门机构进行入学评定及转介（比如深圳市就由教育局和残联联合组建"深圳市残疾儿童接受义务教育能力评估办公室"，对入学有争议的适龄残疾儿童进行评估、转介）。这不仅可以保证每个残疾儿童都有学上、有书读，还对"以特殊教育学校为骨干，以特殊教育班和随班就读为主体，以教师送教上门、社区教育为补充的多元化教育安置模式及因材施教"有着积极意义，也可以为学前教育到高等教育的衔接、普特融合打好基础，让孤独症儿童的受教育权得到充分保障。

第三编
教育与生涯发展

第一章

特殊学校教育

特殊教育一般以学前和学龄期特殊儿童的教育为重点，使用经过特别设计的课程（尤其是校本课程）、教材、教法和教学组织形式及教学设备，对有特殊需要的儿童、青少年实施学前和义务教育并提供相关服务，旨在达到一般和特殊培养目标的教育。特殊学校教育是教育发展的必然产物，是促进精神文明建设、社会文明和科学进步的标志。

第一节 培养目标

中华人民共和国教育部颁布的《特殊教育学校暂行规程》（1998年12月2日）规定：特殊教育学校是指由政府、企业事业组织、社会团体、其他社会组织及公民个人依法举办的专门对残疾儿童、少年实施义务教育的机构。

特殊教育学校要全面贯彻落实《中华人民共和国教育法》、《中华人民共和国义务教育法》、《中华人民共和国残疾人教育条例》和《特殊教育学校暂行规程》等相关法律法规，全面贯彻党的教育方针，体现社会文明进步的要求。学校要根据孤独症学生的身心特点和特殊需要，实施教育及康复训练，使孤独症学生具有初步的爱国主义、集体主义精神；具有初步的社会公德意识和法制观念；具有乐观向上的生活态度，基本的文化科学知识和适应生活、社会以及自我服务的技能；养成健康的行为习惯和生活方式，成为共享人类社会文明成果、适应社会发展的劳动者和合格公民。

特殊教育学校应坚持"以生为本、育残成才"的办学宗旨，为孤独症儿童提供先进、优良的教育康复设备，配备专业知识过硬的教师队伍，以达成孤独症儿童的教育目标。

基本培养目标：培养孤独症学生具有能够初步融入家庭、融入社区的基本能力，关注学生基本的生存问题。

较高的培养目标：使大部分病情中度以上学生在具有融入家庭、融入社区的基本能力的基础上，掌握一定的劳动技能，能够通过参与社会成果的创造，获得一定的生存质量。

最高的培养目标：使部分病情轻度以上学生具有较强的融入社会的能力，掌握多种劳动技能，达到或接近健全人的心智发展水平，全面、充分地参与社会生活，获得较高的生存质量。

第二节 课程设置

课程设置在这里是指特殊教育学校的各类各种课程的设立和安排，它是特殊教育学校培养目标的集中体现。课程设置主要规定课程类型和课程门类在各学年的安排顺序和学时分配，并简要规定各类各科课程的学习目标、学习内容和学习要求。

孤独症教育主要根据教育部2007年2月新颁布的《培智学校义务教育课程设置实验方案》（以下简称"方案"）设定课程结构，针对孤独症儿童身心障碍特点、学习特点以及发展的需要，注重以生活为核心的思路，整体设计九年一贯的全日制义务教育课程体系。

一、课程体系

课程体系由一般性课程、选择性课程和活动课程三部分组成。一般性课程体现对学生素质的最基本要求，着眼于学生适应生活、适应社会的基本需求；选择性课程着眼于学生个别化发展需要，注重潜能开发、缺陷补偿（身心康复），强调给学生提供高质量的相关服务，体现学生发展差异的弹性要求。这两类课程的比例根据各层次学生的实际情况进行适当调整。活动课程主要是指班会、团队活动、课外活动等，主要着眼于学生思想道德修养、集体活动参与意识和能力的培养。学校将活动课程纳入课程计划表的目的，是为了加强全校班团活动、课外活动的统一组织和安排，以保证实施。

（一）一般性课程

一般性课程通常为必修课，主要设置以下科目。

1. 生活语文　语言是最重要的交际工具，是人类文化的重要组成部分。工具性与人文性的统一是生活语文课程的基本特点。通过学习与日常生活相关的基础知识和技能，使学生具有听说的基本能力和读写的初步能力，能懂得一般的交往性语言；学会汉语拼音，具有日常口语交际的基本能力；初步学会文明地进行人际沟通和社会交往，发展合作精神；养成良好的学习习惯；在学习过程中，逐步培养爱国主义感情、社会主义道德品质，逐步形成积极的人生态度和正确的价值观，丰富精神世界。

课时安排：鉴于孤独症儿童的最大缺陷是沟通、交流障碍，语言发育迟滞，语言理解存在一定的困难，所以在低、中、高年级每周分别设6课时、5课时、5课时。

2. **生活数学** 数学是人们对客观世界定性把握和定量刻画，逐渐抽象概括，形成方法和理论，并进行广泛应用的过程。通过生活数学课程帮助学生形成和掌握与生活相关的简单的数的概念、数的运算、时空认识以及数的运用，学习运用简单的运算工具；培养学生具有进一步发展所必需的、简单的数学基础知识，初步的计算技能、初步的思维能力和应用数学解决日常生活和其他学习领域中一些简单问题的能力。

课时安排：鉴于孤独症儿童数学抽象思维、逻辑思维和理解能力存在缺陷，所以在低、中、高年级每周各设1课时。

3. **生活适应** 以提高学生的生活能力为目的，以学生当前及未来生活中的各种生活常识、技能、经验为课程内容。培养学生具有生活自理能力、简单家务劳动能力、自我保护能力和社会适应能力，使之尽可能成为一个独立的社会公民。

课时安排：鉴于孤独症儿童在生活适应方面存在困难，尤其在中高年级，面临青春期和逐步走向社会的问题，所以在低、中、高年级每周各设4课时。

4. **劳动技能** 以培养学生简单的劳动技能为主，对学生进行职前劳动的知识和技能教育。通过劳动技能的训练，使学生掌握一定的劳动知识与技能，养成良好的劳动习惯，具备一定的社会适应和职业适应能力。

课时安排：鉴于孤独症儿童在劳动技能方面缺失，尤其在中、高年级，面临逐步走向社会的问题，需要为职前技能培训打基础，所以在低、中、高年级每周分别设1课时、2课时、3课时。

5. **唱游与律动** 将音乐律动与舞蹈、游戏相结合，通过音乐教学、音乐游戏和律动训练培养和发展学生的听觉、节奏感和音乐感受能力，补偿学生的认知缺陷，提高动作协调能力，促进学生身心和谐发展。

课时安排：鉴于孤独症儿童在音乐律动与舞蹈方面具有极大发展潜力，在集体游戏中可以培养孤独症儿童多种能力的协调发展，所以在低、中、高年级每周分别设4课时。

6. 绘画与手工　通过绘画和手工技能的教学和训练，培养和发展学生的视觉、观察、绘画、手工制作能力，训练学生的精细动作，发展学生的审美情趣，提高其审美能力。

课时安排：鉴于孤独症儿童在绘画与美工制作方面具有极大的发展潜力，在实际操作中可以培养孤独症儿童多种能力的协调发展，所以在低、中、高年级每周分别设2课时。

（二）选择性课程

选择性课程是根据孤独症儿童大多感知觉能力弱、感觉统合失调、社会交往困难等特点，依据校本课程的开发情况和学生的潜能开发需要而设计的课程，共分为三类。

1. 感觉运动　感觉运动课程是针对孤独症儿童在感知觉、运动能力方面的缺陷，以感觉统合训练、感知觉训练和身体大小肌肉练习为主要手段，突出感知觉、运动，以增强学生身体素质为主的一门综合性、补偿性课程。通过感觉统合训练，促进学生感觉统合能力的协调发展；通过感知觉训练，发展感知外界事物的能力；通过粗大动作、精细动作训练，形成身体运动的基本技能，增强体能，维持其进行社会生活和参与活动的能力，进而丰富和改善他们的日常生活质量。

课时安排：鉴于孤独症儿童在感知觉、运动能力方面存在极大缺陷，尤其在早期干预中效果较好，所以在低、中、高年级每周分别设7课时、6课时、5课时。

2. 艺术休闲　通过程度适宜的音乐、舞蹈、美术、工艺等多种艺术活动，使学生学会感受美和表现美，丰富、愉悦学生的精神生活；学习若干种简单的休闲方式，陶冶生活情趣和提高生活品位，提高孤独症儿童的生活质量。

课时安排：鉴于孤独症儿童对艺术的感受力和青春期等生活发展的需要，所以在低、中、高年级每周设1课时。另外，艺术休闲及唱游与律动可以在适当时候结合起来，并在此训练基础上进行艺术节等活动，进而为发展学生参与社会文化生活能力和日后参与社会文化生活打下基础。

3. 社会交往　社会交往课程是针对孤独症儿童社会交往能力极度缺陷而设置的，以社会生活为基础，促进社会适应能力的形成和社会交往能力的发展，是一门特殊的、专门的、针对性强的课程。通过社会交往课程促进学生形成社会或团体认同的行为以及与别人相处的技巧。

课时安排：鉴于孤独症儿童在社会交往技能方面存在极大缺陷，尤其是高年级学生面临逐步走向社会的问题，需要为平等参与社会生活打下基础，所以在低、中、高年级每周分别设1课时、2课时、2课时。

(三) 活动性课程

活动性课程是指通过班会、团队活动、课外活动等课程提高学生的学习兴趣，充分发展学生的各种能力，达到发展潜能和补偿缺陷的目的。

1. 班会　通过班会活动培养学生热爱祖国、热爱集体、关心他人、团结协作的意识，养成良好的行为习惯和道德情操，为将来适应社会生活打下基础。

孤独症儿童各个阶段的认知水平差异大，情绪问题较多，班会课的内容可以在学校统一安排的基础上适度调整。低年级班会课主要开展个人物品和班级环境的整理活动；中年级以安抚稳定学生回家的情绪和青春期教育为主；高年级则与生活适应、社会交往课相互配合，进行环保、国防、公共安全教育，生命教育，生理健康教育，青春期教育，毒品预防教育，预防艾滋病教育，心理健康教育等等。

课时安排：根据学校总体安排，低、中、高年级每周各设1课时。考虑到孤独症学生临近周末的情绪问题较多，建议将班会统一安排在临近周末的时间段。

2. 团队活动　主要是通过每周一的升旗活动（即国旗下的讲话），开展团队知识和德育教育。

课时安排：低、中、高年级各开设1课时。建议学校统一安排在周一上午的第1节课。

3. 课外活动　让学生到户外进行各类游戏、活动和运动，丰富学校生活、增添乐趣、锻炼身体，促进学生身心健康发展。

课时安排：低、中、高年级各开设3课时。建议学校统一安排在周一至周三下午的第7节课。

二、课程体系设置的原则

（一）一般性与选择性相结合

在课程设置方案中，尊重孤独症儿童的特点，通过一般性课程来满足其生理、心理和社会发展的需求，最大限度地开发他们的潜能；通过选择性课程来满足学生缺陷补偿的个体发展需求，促进他们多方面的发展；同时，通过班队、团队等活动性课程培养他们参与学校集体活动的意识和能力，并发展正确的社会行为习惯和良好的思想道德情操。

（二）分科课程与综合课程相结合

在课程组织形式上，分为分科课程和综合课程。力求既遵循孤独症学生身心发展的基本规律和认识理解事物的普遍特点，较全面满足学生的一般性需求，又促进学生对知识的整体理解和运用知识解决实际问题的能力。鼓励学生学以致用，把所学知识运用到解决实际问题的实践活动中。

（三）生活化与潜能开发相结合

在课程功能上，强调孤独症学生养成积极的生活态度，注重对学生生活自理能力和社会适应能力的培养与训练，关注学生潜能的开发，培养学生的个人才能。

（四）教育与康复相结合

在课程特色上，针对孤独症学生社会交往障碍、感知觉发展缺陷和运动技能障碍、言语和语言障碍、注意力缺陷和情绪障碍等特点，注意吸收现代医学和康复技术的新成果，融入言语治疗、心理健康教育、职业康复和社会康复等相关专业知识，促进学生全面、健康地发展。

（五）传承借鉴与发展创新相结合

在课程开发上，吸收我国培智学校课程设置精髓和培智教育校本课程及教材开发与研制中的成功经验，借鉴国内外特殊教育和普通教育的先进理论和成功实践，结合孤独症儿童教育教学实际，通过探索、总结，不断调整、修改和完善，使课程更适合孤独症儿童的需要与发展。

（六）规定性与自主性相结合

各班级在实施学校课程方案时，可根据本班学生的实际情况和特殊需求，随机选择和调整内容，体现课程的多样性、灵活性。

第三编 教育与生涯发展

三、课程计划

以深圳元平特殊教育学校试用的孤独症课程计划为例,供参考。(表3-1-1、3-1-2)

表3-1-1 特殊教育课程计划对比表(节)

课程年级	一般性课程							选择性课程					活动性课程
国家实验方案课程类别	生活语文	生活数学	生活适应	劳动技能	唱游与律动	绘画与手工	运动与保健	信息技术	康复训练	第二语言	艺术休闲	校本课程	国家方案没有设置这部分课程
低年级	3-4	2	3-4	1	3-4	3-4	3-4	6-9					
中年级	3-4	2-3	2-3	2	3-4	3-4	3-4	6-9					
高年级	4-5	4-5	1	3-4	2	2	2-3	6-9					
孤独症课程类别	生活语文	生活数学	生活适应	劳动技能	唱游与律动	绘画与手工		感觉运动			艺术休闲	社会交往	团队班会 / 课外活动
低年级	6	1	4	1	4	2		7			1	1	1 3
中年级	5	1	4	2	4	2		6			1	2	1 3
高年级	5	1	4	3	4	2		5			1	2	1 3

表3-1-2 国家培智教育课程和孤独症学生义务教育课量对比表（节）

类别	年级\课程类型	一般性课程	选择性课程	总课时量
国家课程	低年级（1~3）	18~23	6~9	24~32
	中年级（4~6）	18~24	6~9	24~33
	高年级（7~9）	18~22	6~10	24~32
孤独症课程	低年级（1~3）	18	9	27
	中年级（4~6）	18	9	27
	高年级（7~9）	19	8	27

四、课时计划的有关说明

1. 每周课时及每课时间　课程计划表格内课时数为各门课程的周课时数，每课时按35分钟计算。由于孤独症儿童的注意力持续时间较短，建议每节课上课时间为35分钟。

2. 全年课时数与节假日　计划每学年上课时间35周。学校机动2周（用于参观、运动会、艺术节等），由学校视情况安排。寒暑假、国家法定节假日为13周。

3. 课时的指代含义　计划中规定的课时是指学生的"上课时间"，而不是"在校活动时间"。社会实践活动可结合在相关学科规定的课时内进行。

4. 特色课的主题　班会、社会交往、劳动技能等课程以学生实践活动（包括社区服务、劳动技术教育等）为主，侧重于社会交往意识、社会适应能力和劳动实践能力的培养，充分体现综合性、实践性、自主性、开放性、创造性。法制、环保、国防、民防、公共安全教育、生命教育、健康教育、青春期教育、毒品预防教育、预防艾滋病教育、心理健康、廉洁教育、民族团结教育（1～6年级的主题是"中华大家庭"，7～9年级的主题是"民族政策常识"）等均融入单元主题教学内容中，或根据需要安排专题形式的实践活动。

5. 关于体育锻炼　根据《中共中央国务院关于加强青少年体育增强青少年体质的意见》（中发〔2007〕7号）文件精神，对小学生体育活动作如下安排：

（1）没有感觉运动课的当天，学校必须在下午课后组织学生进行1小时集体体育锻炼并将其列入教学计划。

（2）全面实行大课间体育活动制度，每天上午统一安排30～35分钟的大课间体育活动，认真组织学生做好广播体操、开展集体体育活动。同时，眼保健操、课间操等活动时间也相应延长，以保证学生有足够的活动时间和休息时间。

（3）寄宿制学校要坚持每天晨练的制度。

（4）学校每年在春季或秋季召开规模化的田径运动会，每年组织一次体育节或趣味运动会，因地制宜地经常开展以班为单位的学生体育活动和趣味竞赛，做到人人有体育项目、班班有体育活动。

（5）确保青少年休息睡眠时间，保证1～6年级学生每天睡眠10小时，7～9年级学生每天睡眠9小时。

6. 全面推进个别化教育　学校应全面推进个别化教育，为每个孤独症儿童制定和实施个别化教育计划。将课堂教学与个别化教育训练相结合，针对学生的个体需要安排个别训练，为有需要的学生提供补救教学，满足不同学生的发展需求。

第三节 单元主题教材编写

教材是根据一定学科任务编选和组织的具有一定范围和深度的知识和技能体系,是教师指导学生学习的教学资料。采用单元主题方式编写教材是校本课程的重要表现形式,是学校课程计划和学科课程标准的信息载体,也是孤独症学生学习的重要依据。

一、单元主题的设计

根据《全国培智学校课程改革实施方案》进行课程设置及课程标准编制,单元主题设计着眼于学生发展所需的知识、技能等整体目标,确定分年级、分阶段、分单元的具体教学目标,体现学习领域水平目标达成的针对性、知识技能教学的连贯性和生本化、生活化等特性,将整个教学置于具体的生活情境之中,有利于孤独症学生对知识技能的建构和实践体验,并有效提高他们理解、运用知识和技能的意识与能力。

(一) 单元主题的确定

根据孤独症学生在不同学习阶段的目标,按照九年一贯的学制,以"生活适应"为核心、以"生活语文"为重点,选取72个主题单元编写学科教材。主题单元将不同科目串联起来,学科间相对独立又互为补充,每个学科突出学科内容和特点;单元主题教学内容涉及个人、家庭、社区、地区、国家、世界等知识范畴,突出学生自我适应、家庭适应、学校生活和社会适应能力的发展。

(二) 单元主题的特点

单元主题可以采用"一条主线,点面结合,综合交叉,直线式前进与螺旋式上升相结合"的方式。"一条主线"即以儿童现实生活为主线;"点面结合"的"面"是儿童逐步扩大的生活领域,"点"是现实生活的几个主要因素,在面上选点,组织教学内容;"综合交叉,直线式前进与螺旋式上升相结合"指的是某一教学内容所包含的社会要素是综合的,所涉及的社会领域也不是单一的,可以交叉;实用性的教学内容按低起点、小步子的方式和由简到繁的顺序进行安排,相同内容在后续阶段不再重复出现,而呈现直线上升的趋势。

单元主题及教学注意补偿学生的身心缺陷。在确定主题教学时,安排有功能缺陷补偿需要的"好孩子"、"好学生"、"好公民"开展"休闲"、"娱乐"、"旅游"、"社区文体设施"、"疾病与卫生"、"意外与急救"、"社区康复"等活动,促进康复和适应社会。

单元主题教学还渗透职业教育,为生涯教育、生涯发展奠定基础。职业教育虽然不是九年义务教育的主要内容,在单元安排和教学内容的安排上,根据学生学习活动、学习能力的发展和年龄的增长,在常规的学校清洁卫生、家务劳动等活动的基础上,安排"工作技能"、"工作品质"等主题,以兼顾职业教育、生涯教育和生涯发展。

(三) 单元主题示例

以深圳元平学校试用的孤独症教育的单元主题为例,各年级、各学期单元主题如表3-1-3。

表3-1-3 各年级、各学期的单元主题示例

年级	学期	单元一	单元二	单元三	单元四
一	1	我自己	常见水果	我的班级	我的家人
	2	脸上的宝贝	学习用品	陆地上的动物	家居用品
二	1	我的身体	餐桌上的朋友	空中的动物	家用电器
	2	我的学校	小食品	交通工具	水
三	1	课堂上	常见蔬菜	水中的动物	我的家
	2	常见树木	美丽的春天	学校的节日	好孩子
四	1	我是小帮手	奇妙的大自然	深圳的公园	乘坐公交车
	2	美食场所	好学生	一日三餐	炎热的夏天
五	1	成长中的我	凉爽的秋天	社区文体设施	打电话
	2	漂亮的服装	我的东西	法定节日	钱币
六	1	传统节日	火	服务社会的人	寒冷的冬天
	2	美丽的我	快乐的一天	深圳是我家	家居安全
七	1	日常接触的场所	餐桌礼仪	电	购物
	2	环保小卫士	深圳的名胜	休闲	交通安全
八	1	神秘的青春期	疾病与卫生	我的祖国	娱乐
	2	时间小主人	讯息传递	好公民	意外与急救
九	1	电脑小能手	工作技能	社区康复	聚会
	2	祖国名胜	服务我们的机构	工作品质	旅游

二、单元主题教材的编写特点和要求

教材编写是课程设计的中心环节，孤独症教育单元主题教学教材的选文和体例应符合学生的身心发展特点，适应学生的认知发展水平和特点，密切联系学生已有的经验，以适合学生学习。

(一) 体现学科体系、社会需求和学生发展的统一性

教材是育人的信息载体，教材编写必须结合学生的需要，对知识信息进行有效的选择，学科知识强调由浅入深、由近及远的逻辑体系，从总体上为孤独症儿童个人适应社会而设计，必须与社会的需求相适应，增强教材的针对性和实用性，促进孤独症学生基本素质的发展，真正体现以人为本、育人为本的原则。

(二) 体现三维整合的教育目标

孤独症教育教材的编写要以学生为本，正确对待学科体系和社会需要，重点关注学生在知识、技能和情感、态度、价值观等方面的全面发展。

(三) 依据学生心理发展特点组织教材内容

孤独症儿童由于各自的病情、受教育程度等原因而存在极大差异。因此，教材的编写要充分考虑学生心理发展特点，教材体系、结构和内容必须坚持和体现基础性。

1. 科学性、系统性　教材要着重体现出层次性，尽可能做到既有必教必学的内容，又有选学选教的内容。从教材的深度、广度和难度方面去适应学生发展的程度，保证教材编写的科学性、系统性和因材施教性。

2. 整体→部分→整体的顺序　学生在校时间有限，教材又不能包罗万象，教学也不可能面面俱到。但是，教材应遵从学生认知从一般到特殊再到一般的特点，尽可能地按照从整体到部分再到整体的顺序来阐述各科知识，并着力培养学生的迁移能力和社会适应能力。

(四) 教材编写兼顾教法与学法

教材是教师和学生进行教学活动的主要媒体，教材编写不

仅要顾及教师的教法,而且必须顾及学生的学法,让学生能学、会学、学会。

(五) 教材编写具有开放性和适度弹性

教材的编写要具有开放性和适度弹性,在合理安排基本课程内容的基础上,给地方、学校和教师留有开发与选择的空间,也为学生留出选择和拓展的空间,给教师有创造性的空间并满足不同学生学习和发展的需要。

三、教材示例

以深圳元平特教学校生活语文课"我的学校"主题为例,仅供参考。

第一课　我的学校

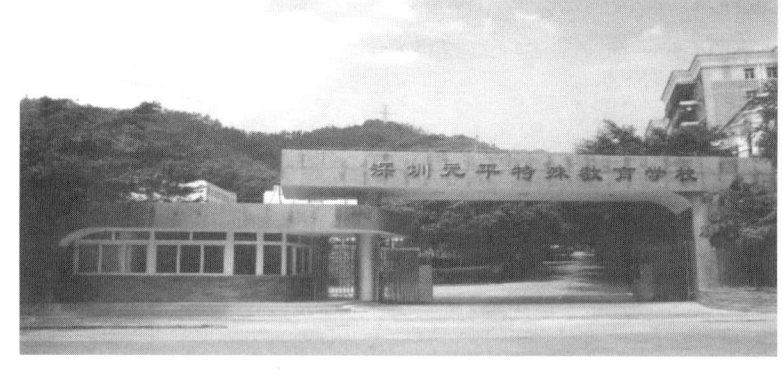

shēnzhèn　yuánpíng　tèshū　jiàoyù　xuéxiào
深　圳　　元　平　　特殊　教育　学校

我在<u>深圳元平特殊教育学校</u>读书。

第三编
教育与生涯发展

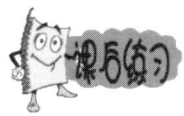

一、拼音
　　shēnzhèn　yuánpíng　tèshū　jiàoyù　xuéxiào
　　深　圳　　元　平　　特殊　　教育　　学　校

二、生字词
　　1. 读一读生字：元平　学校
　　2. 词语：深圳　元平　特殊　教育　学校　读书

三、写一写
深圳元平特殊教育学校。
我在元平学校读书。

四、组词
平（　　）　　学（　　）　　书（　　）

五、填空
　　1. 我在_____读书。
　　2. 我_____深圳元平特殊教育学校读书。
　　3. 我在深圳元平特殊教育学校_____。

第二课　学校概况

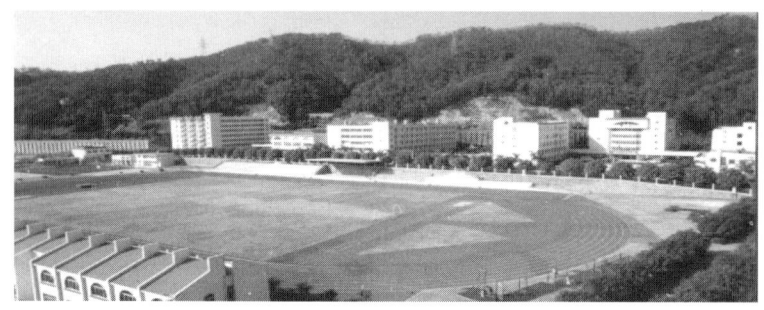

　　我的学校创办于1991年。学校位于深圳布吉西环路138号。学校有明亮的教室，有一个很大的操场，还有设施齐全的康复楼，我和同学们在这里过得很愉快。

　　我的学校非常漂亮。我爱我的学校！

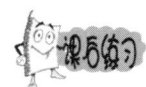

一、拼音练习

　　dà　　　hé　　　xué xí
　　大　　　和　　　学 习

二、生字词

1. 读一读　漂亮　操场　学习　训练　爱
2. 分别用"漂亮"和"爱"说一句话。

三、抄写句子

　　我爱我的学校。

四、组词

　　大（　　）（　　）　　学（　　）（　　）

五、根据课文内容填空

我的学校非常_____。____一个很大的操场，____设施齐全的康复楼，我__同学们就在康复楼学习__训练。

我__我的学校！

六、把词语连成一句通顺的句子，并加上标点。

1. 学校　非常　漂亮　元平

_____

2. 我　元平　爱　学校

_____

第三课　学校标志

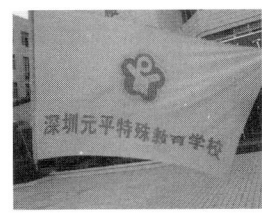
校旗

校徽

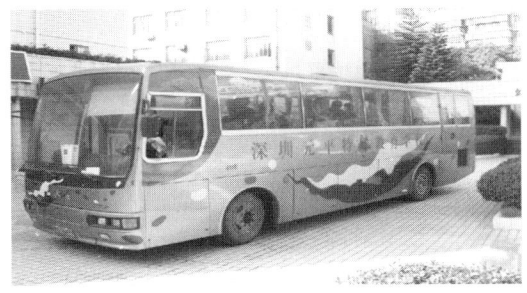
校车

一、拼音

　　hé　　xué xí　　zhè shì　　xiàohuī　　xiàochē　　xiàoqí
　　和　　学习　　这是　　校徽　　校车　　校旗

二、生字词

　　(1) 朗读　学习　训练　爱　校徽　校车　校旗
　　(2) 组词　学（　　）（　　）

三、抄写句子

我爱我的学校。

四、把词语连成一句通顺的句子，并加上标点。

康复楼　我　在　学习　和　训练

_____

我　我的　爱　学校

_____

五、根据课文内容填空。

　　我的学校创办于（　　）年。学校位于深圳布吉（　　）路138号。学校有明亮的（　　），有一个很大的（　　），还有设施齐全的（　　），我和同学们在这里过得很愉快。

　　我爱我的学校！

第四课 校　　歌

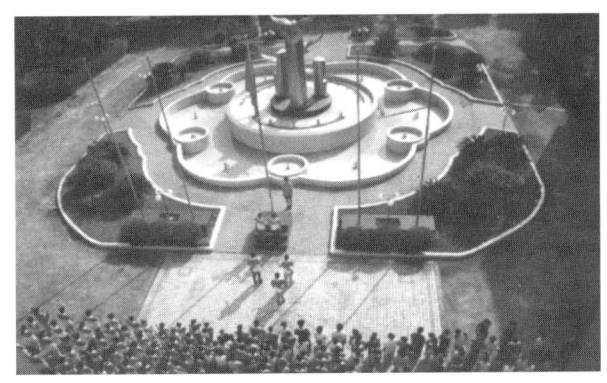

我也要飞翔

我也要飞翔，我也要飞翔，还我天真的梦想，张开那残缺的翅膀；我也要飞翔，我也要飞翔，人生一回我也要飞翔。

我也要飞翔，我也要飞翔，拒绝命运的安排，跨越了征途的路障；我也要飞翔，我也要飞翔，残缺也是一种美丽。

残了也要自立，缺了也要自强，歌唱，歌唱，歌唱那超越的无限风光。

唱校歌：《我也要飞翔》

第四节　教学组织形式

教学活动是通过教师与学生之间的一定组合形式进行的教和学，要求教师根据学生的实际情况采取适当的教学组织形式。

教学组织形式应当保证完成特定的教学任务，根据教学的主客观条件，师生在人员组合、程序、时空关系等方面进行适当的安排。

由于孤独症学生个体差异大，思维直观具体，抽象概念思维发展缓慢，思维对行动的调节功能弱，主动积极性极度缺乏，所以必须采取多种教学组织形式适应学生的不同需要。孤独症教育的教学组织形式既可以按学生组织划分为集体教学、分组教学和个别教学，也可以按教师组织划分为包班制、分科制和协同教学，还可以根据时空组织划分为课内教学和课外活动、现场教学，另外还有学年、学日和课时等不同的教学组织形式。

一、三种基本教学组织形式

（一）集体教学

集体教学（即班级授课或课堂教学）通常是指教师在时间内按照班级中一般学生的水平，就同一问题对全班学生（两个以上）进行基本满足学生需要的教学，无论普通教育还是特殊教育，集体教学都是最普通的课堂教学组织形式。

1. 教师面向全体学生，讲解某一课题，然后向学生提问和为学生解答有关问题，最后提供相应的联系和作业。教师也可以要求某个学生回答问题，监督某个学生完成作业，并进行个别辅导。其座位的编排、摆放可以是多种形式。

2. 集中授课、分组辅导的教学方法，即教师集体授课后，让学生分小组进行操作练习，教师（主教、助教）分头指导学生操作，学生可以通过多种方式，如在手、脑并用的操作过程中对前面所学的知识进行巩固和练习。在采用此种教学方法时，教师要根据学生的能力、缺陷、差异以及授课和操作的内容，灵活地安排学生的座位，以便于分组辅导。

3. 集体教学能有效地指导和管理大量学生，让每个学生都参加集体学习、集体游戏活动，有利于培养孤独症学生的集体意识和交往能力。但是，集体教学注重全体学生能力、兴趣、学习特征和动机等方面的相同性，却忽略学生的个体差异性，不能满足千差万别的孤独症学生的接受能力、个体需要和兴趣，所以不利于孤独症学生的个性发展。

（二）分组教学

充分考虑学生的个体差异，在根据学生的年龄和智力水平进行分班的基础上，实行以目标分层、评估分层为主要特征的班级分层与分组教学。

1. 分组教学是班级课堂集体教学中，按照学生的残疾程度、发展水平和学习能力，或者是特定时间内教学的需要，把学生分成若干小组，以不同的方式进行教学，给每个学生以机会参与学习，教师有更多的机会和时间指导每个学生。这对增强孤独症学生的合作性和社会技能，培养师生间、同学间的人际关系，提高学生的学习兴趣和学习效果有直接的帮助。

2. 交叉分流教学根据学生的兴趣、爱好、特长和有关的教学内容，在原有的两个以上班级间，将学生交叉，重新组合新的"临时"班级和小组进行教学。交叉分流教学使教师更加注意尊重学生的人格和尊重学生的兴趣、爱好、个性、特长，从很大程度上体现"以生为本"的精神，并能充分调动和增强学生学习的积极性、主动性，促进学生全面发展，体现了素质教育，促进学校个别化教育训练的发展。

（三）个别训练

个别训练主要指一对一的训练。即教师在集体教学的课堂之外，根据孤独症儿童的特殊需要专门安排时间，按照计划进行有目的的一对一训练，充分发挥儿童的个性特长。

1. 一对一训练适用于参与、模仿、语言、认知能力和精细动作等项目的训练，也包括生活自理、听一步指令、粗大动作等项目。

2. 个别训练需要一个视觉和听觉刺激很少的、相对固定的环境，即一对一的个别训练室。房间布置要尽量简单，以暗色调为主，但光线要充足，周围不要有可以吸引儿童注意力的物品，墙壁颜色以白墙为主，条件允许的话可在墙壁的适当位置安装能做观察用的单向透视镜。

3. 个别训练室内摆放一个小桌子和两把小椅子，椅子的高度必须以能相互对视为准；地上铺有地毯；根据训练内容及其需要，在训练室内配置必要的教材教具。教学中可以根据需要增加指导者从旁协助教学；训练时一定要选准可以促进儿童行为能力发展的增强物；随着儿童在个别训练中的发展，逐步进入小组或团体中做泛化训练，使得个别指导中所习得的行为在小组教学、集体教学及生活实际中继续发展。

4. 个别化教学计划实施过程中，教师一定要根据儿童的能力把任务（知识、技能、行为、习惯等）分成若干很小的步骤，再把每个步骤细分成数个工序或更小步骤，一步一步地教，让儿童较易完成训练目标，尽量使他们在训练过程中容易成功，从而建立成功感，提高学习的信心和兴趣。

二、使用注意

孤独症儿童在发展速度、个性、能力等方面的差异是明显的，教学中应以儿童现阶段的需要为重点，充分体现"以人为本"的原则，扬长避短，灵活使用集体教学、分组教学和个别训练等教学形式，为每个儿童的发展提供机会，促使其身心潜能的开发，促进每个儿童的发展，为今后参与正常的社会生活打下基础。

第五节 班级管理

班级是学校教育、管理及教学活动的基本单位。学校工作计划的实施，管理活动的开展，乃至教育方针的贯彻，都必须依靠班级教育教学实践活动来实现。班级管理直接关系到整个学校的教育质量，对学生的发展和教育教学任务的完成都起着举足轻重的作用。孤独症班级管理既要遵循学校教育教学及班级管理制度，使学生受到严格的、规范的约束和教育，又要使学生在宽松自如的氛围中发挥自己的特长。

一、良好班级管理的特点

（一）和谐的班级氛围

和谐、稳固的师生关系是班级管理的基础。良好的班级氛围在形成集体意识和班级特色中起着渲染的作用。班级气氛形成的凝聚点就是每个成员都有强烈的集体荣誉感。教师把理智的（如劝诫、指导、说教等）、情感的（如关心、热爱等）、个性的（如风度、气质、品格等）心理因素融进管理的影响渠道中去起隐性作用。班主任民主式的领导帮助学生学会自动解决问题，乐意为班集体贡献力量，形成班集体的正确舆论并起到监督和调节作用。教师要充分尊重、全面理解和接纳孤独症学生，让其感到亲近、安全。

（二）"形散而神不散"的教育、管理模式

所谓"形"是指教学管理形式、教学内容和教学方法等；"神"是指教育培养目标。在教育管理过程中，保证班级管理和课堂教学目标既要符合学校管理要求和教育教学常规，又要适合孤独症儿童的特点，从学生个体实际出发，因材施教、灵活机动。

（三）教学环境设施个性化

教室里有学生制作自己喜欢的柜子，可以独立存放又方便拿取文具与玩具；桌椅的摆放可以是圆形、半圆形、三角形、扇形等；也可以结合结构化教学，利用文具、玩具柜等，将教室分隔成不同用途的教学活动空间，如集体教学区、小组教学区、个别辅导区、游戏区、茶点区等等。

（四）教学方法多样、师生关系亲密

教学采取为讨论、游戏、操作等形式的共同活动；老师不但可以站在讲台上讲课，还可以与学生坐在一起讲课、游戏、操作、谈心，也可以同学生一起在地上、草坪上做游戏、拼图、做试验等，进一步拉近师生距离。

（五）班级常规具体化

用图文结合方式订立明确、具体的班规，并挂在醒目位置；用学生能读懂看懂的方式建立小红花评比栏，并及时根据评比情况实施奖励；教学时间、教学活动安排结构化，给学生清晰、明白的视觉提示。

二、班级教学管理的策略

（一）稳定情绪是前提

孤独症儿童的情绪、行为问题严重影响着对他的教育训练，

严重制约着他的发展,尤其是语言、沟通和社会交往等能力的发展。稳定情绪和培养其参与、配合意识是训练的基础和前提。为营造良好的训练氛围和儿童正向发展的环境:首先要仔细观察、分析,切实找出情绪行为问题发生的原因;其次要调整处理方法(如合理安排训练环境、适时调整训练内容、改变训练要求、改善训练方法、改善处理态度等等);教师要微笑着面对儿童进行教学和参与生活及社会活动,即使遇到儿童的情绪、行为问题,也要保持良好的状态。

(二)合理安排教学环境

1. 个别训练　开始训练时,需要找一个视觉和听觉刺激很少的、相对固定的环境,比如专门的个别训练室。个训室布置要尽量简单,物品以暗色调为主,光线要充足,周围不可以有分散儿童注意力的物品,墙壁以白色为主。室内摆放一张小桌子和两把小椅子(椅子的高度必须以师生能相互对视为准)。教学环境应宁静、清洁和安全。

2. 集体教学　利用多样化的教材,例如实物、模型、照片、图片、录音、录像、电脑软件等,协助儿童掌握事物的特征和相互关系;要善用多种感官刺激,如视觉、触觉和嗅觉等,让儿童感知事物,协助他们理解并掌握知识和技能,促进思维及记忆力的发展;建立有组织、有系统的学习环境,帮助儿童稳定情绪,提高参与学习的专注力和兴趣。

(三)运用简单、清晰和直接的指示或指令

由于孤独症儿童口语记忆和理解能力不足,指导者应使用直接和简洁的指示,帮助他们融入课堂学习;应教导儿童理解不同形式的提示,例如口头、文字、身体语言或环境提示等,提高他们独立学习和活动的能力。

当儿童在学习、练习、参与等项活动中出现困难时，指导者要及时、准确地给予帮助、提示，并根据儿童的进步情况，逐渐减少和尽早撤消帮助、提示，以培养其独立性。

(四) 合理奖赏，充分强化

孤独症儿童多有独特的喜好，而不同的儿童对不同奖赏的反应也有所不同。因此，教师平时就要仔细观察、留意并记录每名儿童喜恶的事物，包括食物、玩具、活动和人物等，以便给予有效的增强物（奖赏）。增强物必须灵活多样，而且需根据儿童的能力，逐步消减物质奖励，引导他们在学习活动及社交奖励（如称赞）中得到满足。例如，儿童若主动示意要一枝颜色笔来绘画，指导者应给他颜色笔，并辅以口头赞赏，而不需要另外给他糖果作为奖赏。

(五) 加强心理适应力

有计划地训练孤独症儿童适应和接受转变，预先让他知道将会发生的事情，例如辅导模式的改变、放假、升级、更换教室等，帮助他们作好心理准备，迎接转变。教师应根据学生的接受能力，通过口头、视觉和环境提示（如图片、程序卡、时间表、社交故事、录像带）等逐步引入一些可改变的环节，将转变分多阶段进行，协助他们逐渐接受改变，提高他们的适应能力。

(六) 善用信息科技

鉴于孤独症儿童对空间知觉和空间操作有突出表现，教师可以在集体教学和个别训练中充分利用计算机多媒体技术进行辅助，提供仿真情境和适时回馈的互动学习模式，让儿童按自己的进度学习和反复练习，合理有效地运用现代信息科技；还可以开拓课堂以外的广阔天地，引导儿童主动学习，增进认知、语言等能力。

三、情绪及行为问题管理

（一）孤独症异常情绪行为的表现

1. 自我伤害行为　自我伤害行为主要指个体经历一段长时间反复不断的或习惯性的自己伤害自己身体的行为。如：用手掌或拳头打头、打脸及身体的其他部位；挖眼珠；用头、用身体撞击墙壁或地板等坚硬物体；咬手指、咬手腕、咬手臂等。

2. 滋扰、攻击行为　滋扰、攻击行为主要指扰乱他人的学习、生活秩序、对他人的身体有所伤害和对他人的财产有所破坏的行为。如：离开座位四处乱走、奔跑；尖叫；向别人吐口水；抓他人头发；推人、打人、踢人以及抛掷物件等。

3. 固执及刻板行为　固执及刻板行为主要是儿童对某些特定对象有过度注意、关心和集中力持续的现象，以及过分坚持以某种固定的方式或程序去对待周围的人或事物，完全拒绝接触新的事物或转变程序的行为。如：反复地发出无意义的声音、反复地问同样问题并强迫他人回答相同的答案；坚持将物件摆放成特定的形式、按某种固定方式饮食起居、外出活动时坚持走同一条路线等等；反复听同一首歌曲；目不转睛地看壁纸的颜色或室内的电灯；不断地注视旋转的唱片或车轮、电扇等；不断强迫自己触摸或旋转某些物品；进出门（家门、教室等）时依照某些固定仪式（开关窗户、反复检查门锁等）；特别时间关注电视广告和天气预报等；遵守同一作息时间；坚持携带或穿着某些特定的物品与服饰；拒绝使用新物件（水杯、牙刷、书包等）；反复玩（或坐）电梯或操玩家用电器等；强迫自己搜集（或者记忆）时刻表、日历、天气预报及某些特定（动物、植物、汽车、建筑物）图卡。

4. 自我刺激行为　自我刺激行为泛指孤独症儿童在没有特定环境诱因的情况下，一天之内反复不断出现的刺激性行为。如：摇晃手指；双手手指对敲；转动身体；拍打身体某些部位；独自发笑及发怪声；抓头发，玩口水，玩弄舌头、舔物；不停地撕纸；闻自己或他人（特别是女性头发等）身体气味；用眼角斜看某些物体；长时间或不断地注视旋转的唱片或车轮、电扇等；不断强迫自己触摸或旋转某些物品；呆望天空或目不转睛地看壁纸的颜色或室内的电灯发呆或有欣喜表情；较长时间地进行计算或写或画；玩弄生殖器及公开手淫等等。

（二）孤独症异常情绪行为产生的可能诱因

1. 发展不足、能力极度缺乏　孤独症属于广泛性发育障碍，全面的发展迟缓使患儿在沟通及表达、社交技能、认知能力等方面缺乏适当的技能，尤其是在理解环境及事物之间的相互关系、理解事物的先后次序、理解抽象事物或概念等认知方面的能力极度缺乏。同时，孤独症患儿还缺乏观察、专注、模仿等等学习能力。这些都可能导致异常行为的发生。

2. 沟通能力不足　沟通能力不足可能是引起儿童情绪问题的主要原因。由于孤独症儿童极度缺乏语言或非语言的表达与沟通技能、技巧，无法用正确的手段与人沟通。他们常以吼叫、哭闹等等方式来做需求性表达，以吸引他人注意，逃避他自己感觉到的不舒服情景、逃避指导者的要求，甚至要达到他想要达到的任何目的。

3. 对感官及环境刺激的异常反应　许多孤独症儿童在视觉、听觉、味觉、嗅觉等感知觉方面存在异常反应，他们对新环境、新事物容易产生恐惧情绪，对环境、事物产生抗拒表现，如惧怕某些声音、光线或环境等，从而强化了他们的固执、刻板等行为特征；由于环境适应困难等原因，他们会更加坚持固定的行为、生活、学习或与环境的互动模式，这些生活环境或模式稍有细微的改变，都可能造成他们恐惧并躲避与环境的互动。

4. 青春发育的特定时期　青春期是个复杂的发育阶段，性激素的增加会使孤独症青少年的身体迅速发育、情绪感受与表达等方面发生显著变化。他们可能会很难接受和适应青春期的变化，于是就会出现紧张、焦虑、躁动等情绪反应，产生冲动性攻击行为、自我伤害行为，随着性兴奋的增高，他们可能在公共场所或异性面前抚摸玩弄生殖器以达到性刺激的目的。

5. 逃避要求　孤独症儿童和其他儿童一样，如果在家庭、学校、社会等环境中整天都随心所欲，肯定会极少出现情绪问题。但是，任何人在环境中都要受到约束而规范自己的行为。许多情绪问题是在指导者对儿童有一定教育训练要求、生活及社会行为规范时发生的，而且表现极其强烈，他们可能用乱吼乱叫、哭闹、蹦跳甚至自我伤害、攻击他人等方式逃避要求。

6. 身体疾病　据有关资料显示，孤独症儿童均有不同程度的脑部功能障碍（脑波异常等），而且部分人在少年期和成年期会发生癫痫。脑波异常可能会使他们莫名其妙地打头、哭闹等。除癫痫以外，也可能因为身体其他病痛（牙痛、感冒头疼、肚痛等等）的无法表达而导致异常情绪行为的发生。

7. 指导方法不当　指导者没能根据儿童的实际能力制定训练计划，没能找到适合儿童接受的教育训练方法，没能在社会适应活动中根据儿童的实际状况提出合情合理的要求，也能引起儿童的情绪问题。

（三）孤独症异常情绪行为的实质

值得注意的是，由于孤独症患儿心理和生理等方面与其他儿童有较大差异，以及孤独症患儿的个体差异，问题行为在每个患儿身上所表现的方式和程度都有所不同。同时，问题行为本身并不是患儿的终极目标，它只是患儿用以表达愿望的手段和方式。因此，教师需密切注意孤独症儿童的行为表达方式及其功能，并且恰当地使用功能性行为分析策略。

（四）孤独症异常情绪行为管理的策略

1. 合理要求、积极处理　导致孤独症儿童情绪行为的原因很多，也很复杂。作为儿童的指导者，平时就要仔细观察患儿情绪行为发生的频率、强度，异常行为对周围环境及对儿童的影响，乃至周围环境、教育训练要求及方法对儿童的影响等。最好是做详细记录，并认真分析其原因和目的，以便及时处理或根据实际情况调整、改变教育训练方法。如果是患儿身体不舒服，指导者应该及时请医生检查治疗；如果是训练要求太高或方法不当，指导者应及时调整其要求和方法；如果是因为固执刻板行为受到限制而引起的，那就适当调整处理固执、刻板行为的方法。在日常生活、教育训练活动中，指导者一定要充分考虑儿童年龄、智力、病程、教育训练程度、接受能力诸因素和训练内容、时间安排等等实际情况，充分考虑儿童的需要，对儿童提出合理的要求，并根据儿童的发展水平逐步提高要求，切忌操之过急和消极应付。

2. 正面练习　当孤独症儿童发生情绪行为时，要求儿童立即将双手放在头上，从头开始，到肩、到腰、再到腿（坐姿、站姿均可），每个部位停留 15～30 秒钟。如果儿童有一定的语言表达或有数数能力，指导者可以叫他数数（从 1 数到 30）来计算时间，这样也可以在一定程度上分散其注意力。如此反复练习，至到情绪稳定为止。

3. 忽略与增强　当儿童的情绪容易激怒，发怒且扯头发、撞头、在地上打滚时，如果指导者急着哄他或试图抱起他时，他可能会发作得更厉害。因此，在没有影响到儿童自身或他人生命及财产安全时，指导者可以故意不予理睬，最好在儿童情绪好转前不要正眼看他，他反而会逐渐停止发作；待到正常情绪出现时，再予以帮助和及时增强，从而减少异常行为的发生。当儿童情绪正常时，应充分运用表扬、鼓励等方法给予间歇性强化，以增强其良好行为和正常情绪。要使儿童充分认识到：只有行为正确、情绪正常，才能得到增强物。

4. 认知功能训练　认知能力一般泛指认识事物的能力、感知的能力、思维的能力等等。孤独症儿童认知能力方面的发展严重不足，无法对周围事物进行合理的分析、综合、归纳、整理，对人与人之间的关系更是缺乏理解。许多儿童对人际交往、沟通中的最基本的语言都无法理解，往往会因为无法理解"等一下"之类的话而发生情绪行为。因此，长期坚持认知功能训练，提高儿童的认知水平，是改善情绪行为的重要环节和方法。

5. 沟通控制　高功能孤独症儿童表达能力较强，沟通手段和方式较多。当他们出现情绪行为时，指导者应积极鼓励他们不拘形式（如通过笔和纸、电脑等等）将心中的感受表达出来，促使他们与人沟通，并逐步引导他们通过主观努力去解决行为问题，以沟通的方式促进患儿控制情绪。对于一般功能的儿童，也同样可以使用这种方法，如使用沟通板、图卡、手势以及简单字词等表达内心要求、愿望，与指导者进行合理的沟通，从而缓解内心的压力和不快，进而逐步控制或稳定情绪。

6. 自我控制训练　自我控制就是自己对自己实施的行为矫正。当儿童出现情绪行为时，指导者立即将其注意力转移到他们感兴趣的物件（食物、玩具等）上，并在一定程度上满足（但不是立即满足）其要求，还要逐渐延长发生情绪行为与满足其要求之间的时间，进而提高其自我控制能力。通过语言指导、语言疏导可以改变不合理的信念，使孤独症儿童通过改变自己的内化句子或自己告诉自己的一些话，来控制自己的情绪。

稳定的情绪是孤独症儿童教育训练的基础，也是引导他们参与集体、社会活动的基础。只有情绪稳定，儿童才可能接受教育训练和习得日常生活活动与学习技能，逐步发展人际交往和社会适应能力。

第六节 家校合作

家校合作教育是指学校与家庭、教师与家长之间在教育思想、方法和教育手段等方面的高度统一和合作。家庭是孩子接受教育的有利场所，家长不仅是孩子的第一任教师，而且是全方位的、长期的教师。同时，家长也是学校教育任务的执行者。儿童在学校接受教育和训练，只有得到家长的继续帮助和教育，才能巩固和发展所学知识、技能。

一、家校合作教育的功能

（一）家校合力共促儿童发展

家校合作有利于家长和教师在教育训练原则、方法和手段等方面以沟通为基础，相互配合，使学生受到来自两方面的协调一致、各显特色、相辅相成的教育影响力，有助于发挥最大的教育功能，促进儿童的成长与发展，可以起到事半功倍的效果，有利于孩子的成长和发展。

(二) 教育资源优势互补

家校合作可以最大程度地优化教育环境,因为家长的职业、兴趣、知识、阅历、技能和方法都各不相同,尤其是有的家长参加过各种各样的教育训练方法培训,掌握了大量实用的训练方法,可以有效弥补学校教育资源的不足。

(三) 家校合作有助于学生实践能力的迁移

家校合作可以使家长和教师之间取长补短。教师在学校大多数要从课本以及模拟的情景中进行知识传授、能力培养,尤其是新教师对问题行为的处理大多停留在书本理论上。家长则是在实际生活中,结合每个生活层面去观察孩子的行为,在生活实际中引导孩子学习知识、技能并在更大范围的社会活动中去实践、应用。家长对孩子的生活习惯、生活能力、学习成长状态、情绪、行为等非常了解,可以真实、准确地提供孩子的资料,不仅能极大地弥补学校教育的不足,而且能为制定训练计划、实施切实可行的训练带来极大方便。良好的合作可以共同促进孩子的发展。

(四) 理解互谅,促进家长成长

家长和教师的合作,特别是家长利用某些亲身体验向其他家长解释学校以及班级教育教学管理及教师的实际情况,有利于共同进步,共同提高,还可以消除家长对学校、对老师的误解或成见。

二、家校合作教育中教师的沟通策略

(一) 以诚相待,有效沟通

教师要有诚恳、坦白、爱心、关怀、耐心的态度。遇到家长有相反意见和不合作时,不要太激动或勉强家长接受,更不能对家长的某些态度耿耿于怀，一定要以耐心和真诚来感动家长，以寻求恰当的合作。

只有加强教师和家长的相互配合、相互依靠、相互交流，教师才能感受到尊重，感知家长的期待、愿望，并进一步增强责任感。同时，家长也会体会到自己的尊严和作用以及教师的作用与地位，从而更加关心、支持乃至最大程度地配合教师的工作。这对于孤独症儿童的康复尤其重要。

（二）设身处地、感同身受

教师不要过分偏重学生的情绪而忽略家长的感受，一定要体谅家长的难处和内心所承受的压力，更不能对家长要求太高。要将心比心，设身处地地进行换位思考。

（三）积极接触、主动联系

教师应采取积极的态度，全方位接触家长，尽量对家长予以帮助，经常与家长保持联系，不能仅仅在学生有问题时才与家长联络，一定要主动增加与家长交流和互通信息的机会，甚至在可能的情况下与家长举办一些联谊性质的活动，以促进双方的进一步了解，从而建立良好的合作关系。

（四）手段多样、形式新颖

教师通过与家长交接孩子、约谈家长、召开家长会、填写联系册等形式和手段，让家长充分了解教育教学目标、要求和方法。家长也将孩子在家中的表现、进步情况、教育训练建议和要求等及时向教师反映，这样才能够相互沟通和相互统一教育训练的原则、方法，从而充分发挥教师的主导作用，发挥家庭与学校、家长与教师的合作教育作用，使学校教育同家庭教育密切配合。

第三编
教育与生涯发展

第二章

融合教育与随班就读

20世纪中后期以来，世界各国普遍加强了特殊教育工作，特殊教育经历了许多变革。"正常化"、"回归主流"和"最少限制环境"、"一体化"、"融合教育"、"随班就读"等概念的提出，都反映出特殊教育观念的演变。随班就读是"一体化"、"融合教育"在我国的具体实践。

第一节 融合教育与随班就读概述

上世纪90年代中期，在西班牙萨拉曼卡市召开了世界特殊教育需要大会，发表了著名的《萨拉曼卡宣言》，此《宣言》是特殊教育发展史上的一个里程碑，标志着走向融合是"21世纪世界教育的发展趋势"。

一、《萨拉曼卡宣言》的基本原则

《萨拉曼卡宣言》提出了融合教育（全纳）的理念，阐述了融合教育理论，并明确了融合教育的实施原则。

为了实现全纳教育原则，《宣言》还就改革和建立教育制度、建立全纳性学校、鼓励家长和社区的参与、实施早期干预等方面提出了具体措施。

1. 每个儿童都有受教育的基本权利，必须获得可以达到的并保持可接受的学习水平之机会。

2. 每个儿童都有其独特的特性、兴趣、能力和学习需要。

3. 教育制度的设计和教育计划的实施应该考虑到这些特性和需要的广泛差异。

4. 有特殊教育需要的儿童必须有机会进入普通学校，而这些学校应以一种能满足其特殊教育需要的儿童中心教育思想接纳他们。

5. 以全纳为导向的普通学校是反对歧视态度、创造欢迎残疾人的社区、建立全纳社会以及实现全民教育的最有效的途径；此外，普通学校应向绝大多数儿童提供一种有效的教育，提高整个教育系统的效率，并最终提高其成本效益。

二、《萨拉曼卡宣言》关于融合教育的基本观点

1. 融合教育是面向全体学龄儿童的，包括残疾学生，人人都享有受教育的基本权利，因此，"零拒绝"是其基本原则；接纳所有学生，反对歧视，减少排斥，促进积极参与与合作，是其基本要义和操作策略；维护教育公平是其价值取向。

2. 融合教育又是以人为本、照顾差异的。因此，教育制度的设计和教育计划的实施要考虑儿童特性和需要的广泛差异，学校必须以一种儿童中心的教育观点来接纳和满足有特殊教育需要儿童的不同需求，以促进他们的多样化发展。

3. 融合教育势必要求建立一种全纳的教育体系和支持体系（没有支持就没有融合），即所谓三位一体（融合）趋势。特殊教育和普通教育一体化；学校教育、家庭教育与社区教育一体化；医疗养护、教育训练、劳动就业一体化。因此，融合教育

是教育制度的根本改革和重构。

4. 融合教育是要通过教育的无歧视和融合，以达到创造欢迎残疾人的社区和建立全纳社会及实现全民教育的目的。从这层意义上讲，融合教育与我国当前建立和谐社会的目标理念在本质上有相同之处，融合教育是具有先进性的教育理念。

三、融合教育与随班就读

融合教育思想来自于西方国家，随班就读是西方融合教育思想与我国特殊教育实际相结合的产物，是具有中国特色的实用的一种融合教育模式。

（一）融合教育

融合教育思想直接源起于美国民权运动（应该是北欧的正常化原则），更远可以追溯到文艺复兴、法国启蒙运动时期。融合教育是基于满足所有学生的多样需要的信念，在具有接纳、归属和社区感文化氛围的邻近学校内，在年龄适合的班级里为特殊儿童提供平等的接受高效、高质量教育与相关服务的机会。融合教育思想自出现以来，其理念和形式就成为特殊教育领域内讨论最热烈的焦点。后来很多学者就广义地理解融合思想，即把所有试图将特殊儿童部分或全部学习时间安置于普通学校、班级教室的努力都视为融合教育。融合教育的出现和实践，通过一系列安置环境的变换，特殊需要儿童从最多限制的环境（如不具备教育性质的医院或其他养护性机构）走向最少限制的环境（如普通学校的普通班），进而走向主流环境，使特殊教育与普通教育实现根本性交融，把特殊需要儿童从隔离的环境向主流环境过渡，以此实现教育公平、社会公正的理想。

(二) 随班就读

随班就读是在西方融合教育思想影响下，由我国特殊教育工作者结合我国国情和特殊教育发展现状探索出的对特殊需要学生实施特殊教育的一种形式。就目前中国教育发展状况来说，可以把随班就读理解为：把有特殊教育需要（智力残疾、视力残疾、听力残疾、肢体残疾、语言障碍、心理障碍、行为障碍、学习障碍、病弱等）的学生安置在普通学校的普通班级中就读（一般一个班级中安置1~2名特殊需要学生），使他们与普通学生共同学习、共同成长，学会做人、求知、创造等等，让他们今后自立、平等地参与社会生活。除了按普通教育的基本要求进行教育外，学校还要针对随班就读生的特殊要求提供有针对性的特殊教育和服务，对他们进行必要的康复和补偿训练，努力使他们和其他正常学生有平等的机会共同发展。

(三) 随班就读是一种初级形态的融合教育模式

20世纪50年代末中国开始出现了随班就读，但真正的随班就读试验及其发展还是从20世纪80年代中期开始的。中国因地制宜探索和发展随班就读不仅没有违背融合教育思想，而且丰富了融合教育的理论与实践，从而形成了一种实用的融合教育模式。随班就读最大限度、最小限制地方便有特殊需要的儿童就近入学，深受家长欢迎，这项工作有利于普及残疾儿童义务教育，有利于残疾儿童等有特殊需要儿童的身心健康发展，有利于在更大更广泛的范围实施高水平、高质量的素质教育。

四、中国随班就读的相关政策法规

1.《关于实施义务教育法若干问题的意见》（国务院，1986）　此文件首次提出特殊教育"办学形式要灵活多样，除设特殊教育学校外,还可在普通小学或初中附设特殊教学班"。这就指出应该把那些虽有残疾,但不妨碍正常学习的儿童吸纳到普通中小学上学。这里面就蕴含着"随班就读"的思想。

2.《中国残疾人事业五年工作纲要》(1988) 其第42条中提出:"坚持多种形式办学。办好现有的盲、聋和弱智学校,新建一批特教学校。同时采取有力措施,积极推动普通学校和幼儿园附设特教班,及普通班中吸收肢残、轻度弱智、弱视和重听(含经过听力语言训练达到三级康复标准的聋童)等残疾儿童随班就读。"这是"随班就读"一词首次隆重"登场"亮相。

3.《关于开展残疾儿童少年随班就读工作的试行办法》(国家教委,1994) 此文件详细阐述了随班就读的意义及要求,成为各地开展随班就读工作的依据。

4.《残疾人教育条例》(国务院,1994) 这是我国第一部有关残疾人教育的专项法规。其第41条明确规定:"普通师范院校应当有计划地设置残疾人特殊教育必修课程或选修课程,使学生掌握必要的残疾人特殊教育的基本知识和技能,以适应对随班就读的残疾学生的教育需要。"

5. 地方政策与法规 福建省、上海市、广州市、北京市等省市教育行政部门出台的一系列文件,对随班就读及其管理做了明确规定。

五、随班就读管理

上海市、广州市、北京市等地教育行政部门出台的文件中对随班就读管理所做的明确规定,各地区可以参考,并制定适合于本地区实际需要的管理制度。《资源教室的建设与运作》(许家成,2006年7月)等书籍中的相关内容也可以作为参考。

第二节 随班就读的辅导

随班就读的班级既要提高全体学生的学习水平，又要兼顾孤独症学生的学业，在更高层次上把因材施教落到实处，这就对随班就读教学提出了更高的要求。

一、建立良好的师生关系

孤独症儿童的社会、人际沟通技能极其有限，往往无法清楚地表达自己的意图，无法准确地了解教师的指示，加上对环境改变的不安与抗拒，也常常导致教师在教学上的困扰，诸多因素常导致师生关系无法维持良好状态，也会影响班级气氛。因此，教师必须有接纳孤独症儿童的心理准备，掌握有关孤独症的专业知识与可利用的教育资源，用心接纳患儿，与他们多接触，在教育教学活动中找出互动点，一定要得到儿童的喜欢，切实为儿童营造良好的辅导氛围，并在互动的基础上建立良好的师生关系。

二、安排结构化的学习环境

结构化教学就是安排科学系统的学习环境、教学环境、材料及程序，并尽量利用视觉提示，通过个别化学习计划，帮助孤独症儿童建立个人任务系统和习惯，培养他们独立完成任务的能力，以便融入社群。结构化教学包括物质环境结构、作息时间结构、个别任务结构以及视觉结构等。这在特殊学校可能比较容易做到，但在普通班就难以做到。在普通学校很难甚至根本无法严格按照结构化教学的要求划分那么多作业给孤独症儿童。但是，教师可以根据班级教育教学管理情况，从课程安排、作息时间和空间位置等方面，对孤独症儿童进行相对的结构化安排，尤其是在教室适当位置挪出一个独立的个别化作业系统的角落，给孤独症儿童作为独立作业的空间，帮助他们逐步养成独立作业习惯。结构化教学再加上适当的行为改变技术，既可以纠正孤独症儿童的问题行为，又能为他们提供更好的学习环境。

三、创设语言、沟通环境，协助建立适切的人际关系

孤独症儿童的语言、沟通问题是核心障碍，学校应积极提供有益于语言发展的环境，以利于沟通行为的建立。对有语言功能的儿童，应协助其发展有用的语言。因此，语言模板的提供相当重要，尤其是教以实用的、符合情境的、所需要的语言更为首务。对于口语表达能力较低的儿童，除继续给予口语教学外，更应尝试教以辅助的沟通方法，如手语、沟通卡。对于孤独症儿童所表现出来的沟通行为（不论其为语言或是动作），均应加以重视并且给予响应、引导，以加强其沟通的意愿与表达的能力。孤独症儿童虽较少主动与人互动或是参与活动，但是在引导之下，也多能被动地有所表现。因此，应该积极为他们提供参与、表现的机会，若能利用同学带动患儿学习，由小老师协助他参与各种活动，不但有助于一般能力的提升，更有益于人际关系和其他社会性行为的发展。班规、校规以及简单的游戏规则等等社会性规范，对孤独症儿童而言，也是重要的学习领域。教师可以通过行为规范宣传栏的明确告示，班会或中队会的反复演练与实地指导，促使儿童在合适的语言沟通环境中，逐步习得正确的人际关系和社会适应能力。

四、加强功能性、生活化的教学

孤独症儿童在学习上的两大特色是机械化与类化困难,也就是无法自行灵活运用学得的东西,无法举一反三将其类化应用到相似的情境。教师不能完全按照普通学校的教学方式,需对课程进行适当改编,如将生字套入较生活化的词语对话中,或将重点课文放大后让孤独症儿童一次只学一段。同时,还应结合课程增加促进生活能力的知识,并充分利用孤独症儿童的视觉优势,扬长避短,尽量使用看得见、摸得着的辅助教材以加强学习效果。除此之外,教师还应密切与家长的联系,尽可能为儿童提供演练的机会,使教学效果落实于日常生活之中,弥补学校教育中知识、能力类化困难的断层,更可以提供许多宝贵的信息供教学参考。

五、教育儿童运用合适的情绪表达方式

有的儿童常常无缘由地哭泣,又忽然转作欢笑,情绪变换间隔或为几分钟或为数小时;有的儿童较容易受情绪或环境因素的刺激,表现出冲动或撞头、扯头发、咬手等自伤行为或攻击他人的行为。教师应在行为管理技术的基础上,采用多种方式教导儿童合理发泄或适当表达其情绪。

六、充分发挥助学伙伴的帮教作用

教育、教学和活动中,教师除了具体的辅导外,还应充分发挥班级中其他儿童的辅导及模范作用。如:选择学习能力相对较强而且有一定管理能力的儿童,协助孤独症儿童投入课堂学习和活动;或者是在班内甚至全校范围内推行伙伴辅导活动,

让能力较强的儿童充当小老师，在小组学习、休息等时间带领孤独症儿童进行活动，发挥伙伴辅导的作用。

七、协助学生学会整理个人物品

师生共同协作，将学生个人物品贴上显著标签，以便提醒和整理。上下课前后，教师应用适度提示引导学生整理，注意视觉提示优先并适当使用口头提示，切忌学生形成依赖。利用专门时间交给学生分类整理的方法，引导学生养成及时整理的习惯。家校结合，加强强化性训练，训练学生在规定时间内完成整理工作。如果常因不会整理书包而把教科书等学习用品放在学校，建议家长多准备一套学习用品。

八、帮助学生缓解学业压力

教师和家长都要淡化分数观念，为学生创设良好的、轻松愉快的、合作性强的课堂学习环境，坚持正面教育，适当调整教学难度和作业难度，合理奖赏，及时强化学生的良好行为和进步表现，将奖赏与学生实际付出的努力协调一致。培养学生的自尊、自信、良好的学习兴趣和态度。

第三节　课堂行为管理

随班就读，能为孤独症儿童提供最少受限制的社会环境，他们能和同龄的正常儿童一起学习，一起生活，促进他们实现和正常学生的一体化，实现教育融合，提高他们的社会适应能力。要帮助孤独症学生克服障碍，增强适应和融入社群的能力，除了靠辅导教师的努力外，还需全校的参与，各专业人员的协作和支持，家长的参与和配合，以及社会人士的接纳和支持，为特殊学生提供关怀、共融的生活环境。

随班就读的孤独症儿童或多或少地会在课堂上表现出一些扰乱行为。良好的课堂行为管理对提高教育教学质量有着积极意义。

一、随班就读孤独症学生常见的课堂扰乱行为

（一）离座

1. 主要表现　坐不住；总想站立离开座位；在教室内跑动，或找借口或直接跑出教室等等。

2. 管理策略　将学生座位尽量安排在离门远、离位时有少许障碍物的位置，最好能靠近老师坐，便于老师做及时提醒和做相应处理（比如询问其需求，并及时予以帮助）。教师在做相关处理时指令要尽量简明扼要、通俗易懂，以便学生理解执行。明确上下课时间信息，比如用音乐铃声或红绿灯明确上下课的时间等，用图示代替文字或图文结合，让学生了解和遵守这天的上课流程。教师必须守时，准时下课，给学生充足的课间活动时间。增加人力支持，比如安排个别学生做小帮手，或者增加辅教人员及时提醒、督促和适度辅助等。安排合适的教学内容和练习（比如提供个别化教材），充分给学生参与课堂教学的机会，让学生觉得有东西可学，学有所得，逐步养成参与集体教学活动的意识，适时、适度发展学生与老师或周围同学的互动关系。因势利导，将离座转换成有意义的行为，比如帮老师收发作业本、擦黑板等等。

（二）注意力不集中

1. 主要表现　听课时走神；不看老师，而是东张西望、玩

自己的东西等等。

2. 管理策略　座位周围环境布置要简单明了。随读学生附近的教室墙面、桌面尽量少放与教学无关的东西。尽可能在距离老师比较近的地方安置随班就读的孤独症儿童，以便老师及时提醒和引导。注意分析教学内容（量的大小和难易程度）是否符合学生的能力和个性需求，并及时调整。增加教学的直观性、趣味性和针对性。

（三）发脾气

1. 主要表现　哭闹；乱跳；乱叫、自伤、攻击他人；乱扔东西等等。

2. 管理策略　教师要仔细观察孤独症儿童发脾气的状况并认真分析其原因，尤其是要分析患儿的需求，千万不要误解误导，要用宽容、理解的态度，营造和谐、平稳的班级气氛。师生共同接纳孤独症儿童，避免环境压力致使孤独症儿童发脾气，让他们在轻松、愉快、和谐的氛围里学习、生活，建立起合理、合适的师生沟通模式以及互信关系，在学生出现情绪问题时及时处理，尽快安抚、平息。教师既要有爱心和耐心，又要坚持原则，同时还要注意老师间教育方法的一致性，并应事先说明。教师应用适当方式及时有效地转移注意力，并告知学生可以做什么，做到堵疏结合，帮助孤独症儿童逐步建立正向行为。平时对这些孩子加强语言表达训练、社交技巧训练。

（四）不按规定发言

1. 主要表现　不举手就回答问题；答非所问。

2. 管理策略　建立沟通模式，引导学生按讯号（如点名、眼神等方式）提示发言。课前辅导时教导患儿举手发言，一旦患儿举手发言，立即给予正性强化。当患儿的发言内容和方式与教学差距大时,教师可以适当忽略。利用有带动力的学生助学,建立伙伴帮辅,让负责帮辅的学生予以适时提醒。

(五)心理问题多

1. 主要表现　行为的同一性;孤独;冲动、退缩;情绪困扰。

2. 管理策略　加强心理建设,改善孤独症儿童固执、自我刺激等不适当行为。适当适时发展这些学生的口语沟通能力和个人意愿表达能力,以减轻其心理负担。班主任与任课教师充分协作,建立和谐的教育、教学、活动氛围。加强班主任与巡回辅导教师的协作,及时针对个别学生进行心理辅导。建立有效的同学间互助:组织各种交往活动,引导普通学生理解随读的孤独症学生。学校与家庭密切配合,全面疏导。

第三编
教育与生涯发展

第三章

生涯发展与职业教育

生涯，是个人一生职业、社会关系和人际关系的总称，亦即个人终生发展的历程（林宏炽，2003）。同所有的学生一般，身心障碍学生也必须面对生涯发展的问题。

由于身心障碍者生活接触层面较为狭窄，缺乏生涯探索经验，其生涯发展历程较常人受到更多限制（林幸台，2004）。从这一角度讲，特殊教育不应只停留在学生在校阶段的教育，更应关注学生离开学校以后的生活及发展，转衔教育与生涯发展密切关联。

第一节 生涯发展理论概述

生涯发展是指一个人在自我发展过程中，在其特定年龄阶段所应完成的任务。个体尝试去统整各种生活、工作、学习的经验，并特别通过对工作的认同来实践一个有理想、有目标的人生。

生涯发展源于哈维赫斯特（Havighurst）提出的阶段发展任务理论，生涯发展理论的代表人物主要有金兹伯格和舒伯。

一、生涯

生涯（career）一词来自罗马文 viacarraria 及拉丁文 carrus，均有古代战车之意，后来引申为道路。目前，学术界比较认同和接受舒伯（Super）于 1976 年给出的定义："生涯是生活中各种事件的演进方向和历程，它统合了人一生中的各种职业和生活角色，由此表现出个人独特的自我发展形态。"可见，生涯是指一个人对其所有的教育背景、工作情况，甚至家庭，以及其他生活角色等各种经验的整合。

二、生涯发展

1. 生涯发展，源于哈维赫斯特（Havighurst）提出的阶段发展任务理论，即个体在其特定年龄阶段所应完成的任务。生涯发展是指个体在自我发展过程中尝试统整各种生活、工作、学习的经验，并特别通过对工作的认同来实践一种有理想、有目标的人生，其内涵包括如何生活、如何学习、如何谋生等方面的问题。

生涯发展是一个经过整合、连续不断、循序渐进，且不可逆转的动态过程，其目标是促进个体的生涯成熟，即协助个人达到他应该达到的生涯发展阶段。

2. 舒伯（Super）认为生涯发展由三个层面构成。生涯发展的时间，即生涯发展的阶段和时期，包括成长、探索、建立、维持和衰退五个阶段；生涯发展的广度，即每个人一生所要扮演的各种不同的角色，如儿童、学生、公民、家长、休闲者、工作者等；生涯发展的深度，即个体扮演每一个角色所投入的程度。

人的生涯发展具有明显的阶段性，从一个阶段转换到另一个阶段的过程，需要有效的生涯发展辅导。

三、生涯教育

最早提出"生涯教育"的海尔（Herr S P）认为，所谓生涯教育，就是围绕生涯发展而进行的所有正规的教育。1971年，美国联邦教育署的马兰（Sidney P Marland）将其定义为："所有的教育都是或都将是生涯教育。我们教育家所应努力的，便是让青少年在中学毕业后，能成为适当有用的受雇者，或继续接受更进一步的深造教育。"他主张通过社会、学校的共同努力，帮助个人建立切合实际的自我观念，并借助于职业生涯选择、职业生涯规划及职业生涯目标的追寻，实现与个人才能相适应的职业生涯目标。生涯教育旨在解决学校教育与劳动世界相脱节的问题，引导青少年从"升学主义"的浪潮中转向"职业发展"的轨道。这种教育可同时为升学及就业做准备，强调在传统的普通教育中建立起职业价值，其目标是培养个人创造有价值的人生，这是发挥教育真实价值的整体构想。美国教育总署认为，生涯教育是一种综合性的教育计划，它从幼儿园直到成年，按照生涯认知、生涯探索、生涯定向与生涯准备、生涯熟练等步骤逐一实施，使学生获得谋生的技能并形成个人独特的生活方式。

四、国内外生涯教育状况

美国政府早在上世纪70年代，就通过了实施"职业生涯教育"的拨款计划，要求将普通教育与职业教育结合起来，在普通教育中设置职业预备课程。到80年代，"生涯发展教育"一词广为流行，它摒弃了过去以职业辅导为主的教育方式，而开始以生涯发展辅导为主流。90年代后则是"职业生涯教育"计划进一步增强。

在日本，中学生必须参加"进路指导"活动，学习"进路指导"课程（即"生涯辅导"）。课时安排：初一10课时，初二20课时，初三15课时；高一13课时，高二17课时，高三11课时。培养内容：主要帮助学生设计和思考如何升学、就业和实现人生发展目标等。日本文部省还专门制定了《初中和高中的进路指导入门》。根据文部省的精神，各学校十分注意收集学生进路方面的相关信息，以便认真实施进路指导课程。

我国香港、台湾地区对生涯教育也有了相当深入的研究，台湾地区劳委会还专门建有"全方位职业生涯规划"网站。此外，还有诸多有关生涯教育的出版物，如《生涯定位》、《生涯发展与辅导》、《生涯规划的艺术》、《职业生涯规划》、《一辈子的事：生涯规划与潜能开发》、《人生的决策：生涯规划》等。

2000年10月，北京市学联发起了在中国人民大学、北京大学、清华大学等8所首都高校开展"2000年大学生职业生涯规划"的活动，受到首都大学生的普遍欢迎，也成为今后我国高校逐步开设此类课程或讲座的推动力。对于特殊学生而言，生涯教育主要面向生活教育和职业教育。

第二节　孤独症患者生涯发展及其教育

教育的本质是促进人类生命个体健康成长，实现由自然人向社会人的转化，提高人的生命质量，实现人的完满发展。生涯发展的生长期和探索期正是学校教育的重要时期，所以生涯

第三编
教育与生涯发展

发展教育进入学校也就成为一种必然。近年来，职业教育和生涯发展教育受到特殊教育界、家长及社会的广泛重视和认可。

一、孤独症学生的生涯发展

生涯发展是一个连续过程，其时间、广度、深度诸要素与自我生涯设计紧密联系。对于广泛发育障碍的孤独症患者而言，其生涯发展的层面构成和发展阶段较普通同龄人复杂得多。从个体毕生发展的顺序来看，孤独症患者生涯发展大体可以分为以下几个阶段。

（一）0~2岁——婴幼儿发展阶段

这个阶段，既是婴幼儿自然发育阶段，也是孤独症疾病症状初步显现的阶段，及时发现孤独症问题并引导孤独症儿童熟悉和感知周围环境的各种刺激至关重要。

（二）2~6岁——早期干预的最佳阶段

这个阶段是孤独症早期干预和康复的最佳阶段，也是为其将来融入社会做准备的基础阶段。

在这个阶段，家长、教师需要对他们进行系统、科学、密集式、高强度的康复训练，最大限度地改善孤独症障碍状况，并发展孤独症患儿各方面的能力。同时，家长、教师也可以根据儿童的康复情况，特别是能力发展的空间，制定和开展更广泛的生涯服务。

（三）6~15岁——义务教育阶段

在义务教育阶段，学校要遵循教育规律和孤独症的心理特征及学习特点，引导孤独症学生学习一定的文化知识，获得生存所必需的知识和经验，培育其健康的身体和心理素质，培养生活、社交等技能，为将来进一步熟悉和适应生存环境形成基本能力。

(四) 15~18 岁——高中教育阶段

离开义务教育阶段进入中学后教育阶段，对孤独症学生要重点关注两阶段的衔接性，要考虑他们在独立生活、社会能力、休闲活动、继续教育以及未来工作等方面应有的准备。就职业教育而言，教师要根据孤独症学生的身心特点及特长爱好，为他们提供职业培训，发掘他们的工作潜力，进行工作适应性训练并帮助他们掌握简单的工作技能与技巧；同时应注重职业道德教育，培养良好的工作意识、工作态度和责任感，成为对社会有贡献的一员。

对于那些不能继续高中教育的孤独症学生，可以通过建立专门的庇护工场和各种辅助手段开展支持性就业服务，帮助他们实现独立生活。

(五) 18~22 岁——大学教育阶段

目前，国内外接受大学教育的孤独症青年并不多见，但随着整个孤独症教育的发展，将来会有越来越多的孤独症青年能够进入大学接受教育。

在这个阶段，孤独症青年需要逐步建立个人生活方式、确立理想的人生目标、学会与人交往及竞争、选择适合自己生存发展的职业，并创造实现自身价值的条件。

(六) 22~65 岁——职业生涯发展阶段

如能顺利进入职业生涯发展阶段，孤独症人士便可以在自己的职业岗位上愉快地工作，完成个人职业角色和家庭生活的建设目标；在家庭生活中注重个人生活习惯并与家庭生活方式相协调，履行自己在生活中的责任和义务，获得理想生存的各种保障，创造实现自身价值的有效途径。

（七）65岁以后——老年期

65岁以上属人生衰退阶段。由于生理及心理功能日渐衰退，孤独症患者同样面对着从积极参与到逐渐隐退的问题。这一阶段需要注重发展新的角色，寻求适合自己的生活方式、交友方式等来满足个人需求。这个时期孤独症人士需要更多的休闲娱乐，同时也要为家庭和孩子做力所能及的事，注意营养和休息，欢度晚年。

二、孤独症学生的生涯发展教育

生涯发展教育是所有教育的基础，也是个体全面发展的重要途径。

孤独症患者从自理生活、参与社会到从事职业所需要的教育与训练，都要从儿童期的生活教育开始，而后随着年龄的增长逐渐扩展至社会生活技巧及职业技能，这也反映了生涯发展教育的内涵。

（一）生涯发展教育目标

1. 促进学生认识自己、了解自己；尽可能地帮助学生了解教育、社会及工作之间的关系，学习开展生涯发展的方法与途径，形成积极、乐观的生活态度、良好的品德及正确的价值观念。

2. 促进学生形成职业意识，认识工作世界并学习如何增进生涯发展的基本能力。

3. 消除学生对陌生环境的恐惧心理，培养他们的沟通交往能力。使学生在毕业后能够顺利地融入社会，发展认识周围事物和人际关系的能力，并能够根据事物（事态）的发展进行有效沟通。

4. 培养和锻炼学生最基本的生活自理能力和社会适应能力，为他们今后走向社会、融入社会打下基础。

5. 遵循"正常化原则"，为学生合理安排最少受限制的环境，使学生能够运用社会资源与个人潜能，培养学生具备生涯发展的能力，以适应社会环境的变迁，让孤独症个体有适度融入主流社会的机会。

6. 通过适当的、切身的职业导向经验，引导学生学习工作态度、人际关系、生涯选择技巧和实际工作技能知识，促进其生涯发展和将来职业生涯的合理转型。

（二）生涯发展教育实务

孤独症患者的生涯教育是终生教育，也是职业教育的先导，必须将生涯教育目标融入孤独症学生的教育课程体系，依据不同年龄阶段的心理特点和生涯发展要求，与整体课程设计相结合，并在具体教学中弹性实施。

学校应通过与家庭、社区以及相关机构的系统协调和合作，充分利用和整合所有可利用的资源，培养孤独症学生掌握一些生活技能、正确表达社会情感的技能和一般求职应聘技能等等，为将来获得理想的工作做好准备，从而拥有成功的人生。生涯发展教育融入正规教育程序，强调的是过程，而非课程内容本身，其内容应定位在基本技能和相关的知识，为孤独症学生所有课程与教学提供更加完善的功能性、实践性、整体性定位，而非单一的职业训练准备。（表3-3-1）

第三编 教育与生涯发展

表 3-3-1 孤独症学生生涯发展的任务与教育实务

阶段	任 务	做 法	融入学科教学
小学阶段 生涯注意（生涯觉察）	小学阶段生涯发展的重点是扩展生涯经验，增进自我了解： 1. 引导学生认识自己的优点和缺点，形成自我观念； 2. 引导学生对自我、职业角色、工作中的社会角色、社会行为及自身应负的责任等有初步的认识，了解工作对个人的重要性，使个体对生涯的意识初步觉醒； 3. 引导学生认识各行各业的工作，了解自己的能力、兴趣、特质所适合的发展方向，并将自己的能力、价值和兴趣与周围世界关联起来； 4. 引导学生积极探索自我的兴趣、价值观与人格特质，了解自己的能力与适合发展的方向，获得基础的规划与计划技能，并与自己未来的目标衔接； 5. 在帮助学生了解自己的基础上，掌握学习技能，学会学习，以此为基础拓展自己的学习经验，定向于未来的学习与工作	1. 利用儿童对成人世界的好奇心，从学龄早期就开始引导和实施教育； 2. 给儿童展示各种职业、工作成果，引起他们的注意； 3. 通过团体辅导等方式引导学生进入正式的社会团体并将自己归属于一定社会群体之中，享受被同伴接受的感觉，在此基础上获得读写算听说的基本技能，形成人际交往和社会行为的基本规范； 4. 通过参与家庭计划、社区服务等等了解工作没有高低之分，尊重劳动与劳动者，建立服务意识，明确职业的多样性； 5. 由家庭、学校逐步扩展到社区、城市或农村、地区、国家以及全球，以期获得生活与职业生存方式的知识、经验或体验	1. 融入《生活语文》、《生活适应》学科主题单元："我自己"、"成长中的我"、"我的家人"、"好孩子"、"社区文体设施"、"服务社会的人"； 2.《社会交往》教学中的主题单元："娱乐"、"家庭礼仪"、"分担家务"、"叔叔阿姨辛苦了"、"我在长大"等等； 3.《劳动技能》教学中的主题单元："今天我值日"； 4.《唱游与律动》教学中的主题单元："我是一个粉刷匠"

续表

阶段	任 务	做 法	融入学科教学
初中阶段 生涯探索	从小学生涯的认知与幻想逐渐转向生涯发展的试探与尝试,进行生涯探索和初步生涯规划与设计: 1. 引导学生认识与自身发展有关的自我、职业世界的知识和基本技能; 2. 探索生涯和有关生涯选择的知识; 3. 掌握初步生涯决策和规划的技能; 4. 认识不同类型的工作角色,了解工作世界的分类及工作类型; 5. 了解教育的机会、特性及与工作的关系,了解社会发展、国家经济及科技进步与工作的关系; 6. 了解生涯发展理念,扩展生涯认知,了解青春期的发展任务,并掌握生涯发展的知识与技能; 7. 习得适应社会变迁所需具备的基本技能,进行生涯探索	1. 为学生提供模仿或亲自探索工作领域的机会,激发对工作领域的好奇心; 2. 学生充分了解自己的兴趣、需要和能力,并尽可能接触不同行业与职业领域,发掘适合自己的职业; 3. 结合自己未来发展有针对性地搜集相关资料与信息并进行选择,提升学习技能与学习策略,进行有意义的学习; 4. 扩展社区与社会参与经验,了解个人特质、知识技能与职业的匹配性,培养基本的求职能力和技巧,进行生涯规划; 5. 增进生涯发展信心,建立良好的责任心与职业道德观念	1. 融入《生活语文》、《生活适应》主题单元:"日常接触的场所"、"神秘的青春期"、"时间小主人"、"电脑小能手"、"工作技能"、"工作品质"、"服务我们的机构"、"服务社会的人"; 2. 《社会交往》教学中的主题单元:"社区"、"日常接触场所"、"好公民"; 3. 《劳动技能》教学中的主题单元"劳动最光荣"、"探索工作世界"、"自我探索"

续表

阶段	任 务	做 法	融入学科教学
高中（职业高中阶段）生涯准备阶段	为学生制定职业准备计划： 1. 培养责任意识、解决问题及作决定的能力； 2. 培养互助合作的工作态度及人际互动能力，发展尊敬他人工作的意识； 3. 培养规划及运用时间的能力和规划生涯发展的能力； 4. 学习寻找并运用职业世界的资料； 5. 培养正确的工作态度、价值观和解决生涯问题的自信与能力； 6. 寻找并运用职业世界的资料，进一步掌握进入某一个行业所需的知识和相关职业道德； 7. 了解社会和个体自身的需求，明确自身能力倾向、对职业的兴趣和价值倾向	1. 了解自己的能力倾向、价值观念、兴趣、生涯期望、职业喜好及其相互关联； 2. 针对自己实际和未来选择，恰当分析自己的能力与特质，并发展相应的计划以提高自己的能力； 3. 研修恰当的课程，进行相应的学习，充实自我，取得符合未来工作的资格，并发展有效利用闲暇时光的能力； 4. 对未来学习或职业生活进行总体规划； 5. 发展自我展示与求职面试的技能与技巧等； 6. 接受继续教育或就业训练； 7. 学校和家庭在充分了解社会相关信息的基础上，确定孤独症学生生涯发展目标，并制定切实可行的生涯计划	教育活动主题："多姿多彩的世界景观"、"生命的轨迹"、"安全好小区"、"小区工作队"、"我的生活圈"、"经济与消费"、"消费与储蓄"、"生产与投资"、"交易与贸易"、"个人与家庭理财"、"生活的避风港"、"作决定"、"自我推销"、"面谈"、"面试技巧"、"环境探索与规划"、"我喜欢做的事"、"我的座右铭"、"我的未来不是梦"、"职业道德"、"财富人生"、"艺术人生"、"成才之路"、"学法指导"、"我的人生我做主"

三、生涯发展教育基本策略

生涯发展教育在我国大陆地区刚刚起步,且多数停留在职业指导的层面上。但是,只要学校、家长、社会对其给予高度重视,并积极为孤独症患者创造融入主流社会生活的环境和机会,重视家庭参与,孤独症患者的生涯发展教育及生涯发展就会有序有效进行。

(一)学校本位

各学校根据基础教育课程改革精神和孤独症学生生涯发展要求,在设置九年一贯制义务教育课程和职业高中课程时,由学校规划出学校本位的生涯发展教育计划。条件允许的地方,可以采取自下而上的方式,由学校主动提出实施计划,教育行政机关予以生涯教育经费补助,从而推动孤独症学生的生涯发展教育。

(二)融入各领域教学

从小学到初中再到高中(包括职业高中),由教师组成协同教学小组,针对全体学生设置多元化的生涯教育课程。教师可以根据学生的发展需要自编教材并自行择定单元融入各学科领域教学中,由教师统整教材及教法,对孤独症学生全面实施生涯发展教育,并逐级逐层引导学生做好个人生涯规划,为下一阶段打下良好的基础。

(三)多元化弹性实施

在基础教育课程架构下统筹生涯发展教育,可以让全体教师充分认识到"生涯教育"的重要性,并使其成为各校规划课程实施及培养学生发展的核心理念。在具体实施过程中,按照弹性原则安排课时及课程主题；同时还可以安排生涯教育主题周，利用校内或班级活动（如举办倡导会、现身说法及专题讲座、影片欣赏等）、户外教学实践活动、参观访问等等方式进行多元化生涯发展教育。

（四）制作生涯档案，健全生涯辅导机制

由学校教导处或学生处、德育处等部门牵头制作生涯档案，健全生涯辅导机制。生涯档案应包括：

1. 成长历程　以生命史的观念描绘个人成长历程，包括个人的基本资料、家庭背景和九年义务教育及高中（含职业高中）教育的心路历程。

2. 心理测验　选取与学生年龄相当的各种心理能力、态度、兴趣、价值观的测验，可以对学生的发展状况进行多方面的评估，不仅有助于教师做生涯教育课前准备，更可以供学生在自我探索或生涯决策时参考。

3. 学习成果及特殊表现　学生学习期间各种学业表现以及参加相关教育、训练的学习成果，可以客观描绘个人的一些特色；记录学生在各种比赛中的成绩或特殊专长，以激励学生进一步认识自己，建立信心。

4. 自我评估　综合前述各项信息，引导学生做自我评估，为生涯规划提供主要依据。

5. 生涯规划　引导学生对个人未来的生涯发展进行规划，并根据家长的企盼、社会的要求做相应的生涯辅导。

6. 行动计划　根据生涯规划，编排切实可行的行动计划，逐步实现个人的生涯发展。

（五）组建可靠的生涯发展支持系统

孤独症儿童、青少年有自己特殊的心理和社会性特点，他们是逐渐趋向成人化或社会化的独立个体，生涯发展教育及生涯发展情况直接关系到他们未来生涯的整体发展。因此，学校应组建相应的支持系统以保证生涯发展教育的有效性。

1. 引导学生打好基础　学校结合孤独症学生的根本需求，引导他们认识自己，认识外在环境，习得基本知识与技能，为未来发展做好必要的准备。这也是孤独症儿童、青少年在基础教育阶段的重要课题之一。

2. 帮助学生进行规划以保证职业生涯成功　与普通学生相比，建立针对孤独症学生生涯发展的支持系统尤为重要。孤独症学生生涯发展支持系统的建立，需要借助于包括家庭、家长、师长、上司、同事、朋友、专业机构和自己在内的一切可以借助的关系和力量。

3. 提供生活与照顾服务　残联、民政等部门应协同建立托养机构，为无独立生活、工作能力的成年孤独症人士提供康复与生活照顾服务。

4. 通过立法提供保障

（1）以法律的形式规定医疗机构、精神卫生系统必须用科学、规范的标准进行孤独症筛查和诊断，并有责任对孤独症患者的康复路径提出建议。

（2）社区、街道居委会等部门应按一定比例为孤独症人士提供社工服务，直接参与孤独症的社区康复和家庭康复。

（3）由教育部门牵头组织有关孤独症知识的科普宣传，对孤独症康复从业人员进行培训，并负责对孤独症学生进行义务教育、职业教育和职前培训。

（4）残联、民政部门应协同工作，对无工作能力或生活能力较低的孤独症患者提供养护、照料及居家养老服务。

（5）残联、劳动就业保障部门协同负责孤独症患者的就业安置工作。

（6）政府应从财政经费或福利基金中拨出固定款项，作为孤独症人士生涯发展教育的经费。

第三节　职业教育

"职业教育"诞生于18世纪60年代的欧洲，并随着大工业生产的扩展而推广到其他国家和地区，成为一种国际性的教育思潮。孤独症职业教育作为特殊教育的重要内容，对于改变孤独症个体的命运至关重要。

一、孤独症职业教育的意义

1. 《国际教育标准分类法》认为，职业教育主要为引导学生掌握在特定的职业或行业中所需的实际技能、知识和认识而设计的教育。

2. 职业教育不仅体现了面向人人的教育，更是教育面向平民、面向孤独症人士等类边缘群体和弱势群体的具体体现。

3. 职业教育的实施，有助于纠正孤独症教育中偏重一般学科知识的教学现象，能真正体现培养孤独症人士职业能力的积极意义。

4. 职业教育有助于培养和发展孤独症人士个人生活自理能力、独立社区生活能力、人际交往能力和社会适应能力；职业教育能起到统整孤独症人士各领域学习活动的作用。

5. 职业教育可以发挥孤独症人士的职业潜能，也有利于保障孤独症个体的工作权。

6. 职业教育的实施,有助于孤独症个体生活的自主独立,使其更有能力融入社会主流,从而实现特殊教育的理想。

二、孤独症职业教育的探索

中华人民共和国国务院转发的教育部等六部委《关于进一步加快特殊教育事业发展的意见》第二条指出:加快发展以职业教育为主的残疾人高中阶段教育,为残疾学生就业和继续深造创造条件。第十三条指出:大力加强职业教育,促进残疾人就业。

（一）培养职业意识

职业意识培养可以使孤独症儿童认识到不同职业的社会意义、职业价值、职业规范、职业道德,学会现实地考虑各种职业所需要的能力、应具备的条件及从事不同职业需付出的主观努力。

1. 一至三年级——职业意识教育的初级阶段　在这个阶段,教师可以结合图片展览、放映幻灯、播放相关影片等方式进行讲解,通过引导孤独症儿童了解社会上的各行各业,启发儿童对劳动世界的好奇心。

2. 四至六年级——职业意识培养的中级阶段　在这个阶段,教师可以带领孤独症儿童进行现场参观、走访,引导孤独症儿童认识不同种类的劳动,并有意识地了解职业活动需要具备的个人条件和接受教育与训练的必要性,从而加强劳动与训练的意识。

3. 七至九年级——职业意识教育的高层次阶段　这个阶段需要扩大孤独症儿童的视野,引导他们进一步熟悉各种职业(比如会计师、建筑师、工程师、售票员、教师等职业),并了解不同职业与基础文化科学知识的关系,同时还要培养他们对职业选择的自我意识，初步了解自己在职业方面的兴趣、爱好与特点。

可以通过让家庭成员、教师、职业水平较高的人或有一定职业经验的孤独症人士以亲身经历向学生现身说法，也可以组织学生到不同行业进行现场参观，进而增强孤独症儿童的自我意识和对生活、工作的信心，树立起正确的职业观和劳动态度，为将来的职业探索和职业选择打下基础。

（二）培养职业技能

义务教育阶段以培养独立的家庭、社区生活能力为目标，以劳动技能教育为基础，引导孤独症儿童为职业探索打基础。

《全国特殊教育"十一五"发展规划》要求各级教育行政部门和学校要根据社会需求确定劳动技能和职业教育教学内容。各学校在安排课程时要根据孤独症儿童的生活范围、个体差异等，开设适合学生特点，有助于将来适应家庭生活、社区生活的最基本的劳动技能课程。

1. 一至三年级　每周安排1课时劳动技能训练，其内容以生活自理为主，适当引入家务劳动和公益劳动，比如洗手、洗脸、梳头发、大小便便后处理、穿衣裤、穿鞋袜、整理床铺、吃饭、洗碗、整理书包、打扫教室和包干区卫生、维护校园及其周围环境卫生等。

2. 四至六年级　每周2课时，以家务劳动、公益劳动等为主：洗晒和折叠衣物及床上用品，整理房间，钉纽扣；购买日常小件物品，购买饭菜的原材料；淘米煮饭，烧几个简单的菜；管理校园花草树木；协助招待客人等等。

3. 七至九年级　每周3课时，以学习手工艺类、工厂生产劳动类为主：简单的纸工粘贴，简单的手工编制，使用缝纫机缝制简单的衣物、环保购物袋；简单的工厂手工劳动，如插件、分类及包装、搬运、种植及养殖等。

(三) 职业高中阶段突出职业探索和职业准备

1. 培养目标的进一步深化　孤独症职业高中教育的培养目标是：提高生活知识水平和职业劳动技能，发展健全的人格，掌握适应个人和家庭生活的技能；了解生活环境的特点，适应社会发展，拓展人际交往，掌握参与社区生活的技能；认识各个地区劳动就业的特点，习得良好的职业道德和思想品质，掌握参与社会劳动的职业技能，满足劳动就业的需要。在这当中，必须注意劳动品质的培养，把劳动品质与社会适应能力、劳动技能有机结合。

2. 以就业为导向的课程设置　孤独症儿童在视觉感知和操作智能方面具有较大优势，职业教育应打破传统的课程结构，根据各地区的办学情况，在突出就业导向的基础上，开设与社会生活相关的社会交往等课程。

(1) 必修基础文化课：包括实用语文、实用数学、政治与法律基础、职业道德、体育与健康、社会交往等。

(2) 必修专业基础课：包括家居技能、计算机基础、网络应用等。

(3) 选修专业课：包括餐饮服务、客房服务、汽车美容、园艺、物业管理、礼品包装、工艺刻瓷、营养配餐、中式厨艺、西式点心制作、洗衣、酒吧服务、苗圃工艺、花卉园艺、办公实务、平面设计与广告制作、餐饮服务、水产养殖、花卉栽培、车场服务、陶艺、中国结编织、电子元件装配、报纸信件派送、珠艺、缝纫与刺绣、插花、电脑刻字、绘画、舞蹈、图书管理、木工等。

孤独症专业教育课程的设置与实施，有助于孤独症学生职业探索的实践。通过认识各种职业的分类和就业要求，孤独症儿童可以逐渐发现自己的兴趣、能力、价值、需要，并在参观访问、实地考察和亲自参与的过程中进一步培养自我意识，发现自己在职业技能和职业生涯发展方面的兴趣、爱好、能力和需要，以及各种职业的社会价值和自己从事某些职业的合适程度。

3. 实际职业教育与培训　职业高中阶段接受的是真正的职业教育。按照国家教育大纲的要求，职业高中应每周安排大约16课时以专业技能培训为主的职业实践培训课，以保证学生接受职业劳动技能培训与文化知识教育的同步性，从而使学生在完成高中教育后，能够同时获得职业教育高中毕业证和相应的职业资格证书，并对其具备的从事某种职业的基础知识和实践技能形成合理的职业意识，进而根据自身的能力和兴趣选择近期或中长期职业。

三、孤独症职业教育多元化发展展望

（一）多种办学模式结合，实现孤独症职业教育的多元发展

按照《全国特殊教育"十一五"发展规划》的要求：各地要采取切实措施，支持特殊教育学校兴办校办企业并积极吸纳本校毕业生就业。

1. 校企结合，前校后厂　有条件的学校可以开办宾馆、超市、邮局、西餐厅、中餐厅等校办企业，为孤独症学生职业教育、劳动实践及就业安置提供基地和保证，也为学生今后步入社会、参加工作打下较坚实的基础。

2. 校企合一，产教结合　这是使学校从"消费型"向"效益型"发展的措施。传统的职业教育往往是单一的教学活动，

属于"消费型"的职业教育。学生生产出的产品,仅仅相当于学生在课堂上完成的作业,而无法进入商品市场。实行"校企合一,产教结合",把校办工厂作为职业教育主体的效果是:既是学生的实习基地又是生产经营实体,既是课堂又是工厂;既有教学又有生产,既有教育教学管理又有生产劳动管理;生产的既是产品又是投放市场的商品。这样就能有效地实现职业教育从"消费型"向"效益型"的转变和发展,既培养一批具有实际生产劳动技术和经营能力的毕业生,又创造可观的经济效益。

(二) 立足社会适应和职业生涯发展,开展孤独症职业培训

随着社会的不断发展,各行业的变化逐渐加快,而孤独症人士社会适应能力相对较弱,职业适应和转换能力也相对偏低,这会导致孤独症人士在职业生涯中遇到包括失业在内的各种挫折。因此,立足于社会适应和职业生涯发展,开展针对孤独症人士的职业培训,帮助孤独症患者适应职业市场和社会发展的需要极其重要。

1. 多方协作,开展就业培训 各地教育、民政和残联、劳动就业等部门和单位要在经费、场地、设备等方面积极支持特殊教育学校开展劳动技能训练、职业教育、职工培训、继续教育等等。特殊教育学校的课程设置和培养模式要及时根据劳动力市场供求关系的变化进行调整。在学生完成高中文化课程教育和基本职业技能培训的基础上,学校应协同教育、民政和残联、劳动就业等相关部门和单位,开展时间相对较短(几个月至一年不等,一般不超过一年)的、灵活的密集型职业资格培训,如"营养配餐师培训班"、"中国结制作培训班"、"中式厨艺培训班"、"平面设计与广告制作培训班"、"餐饮服务培训

班"、"水产养殖培训班"、"花卉园艺培训班"、"西式糕点培训班"等等,从而最大限度地实现劳动力市场与职业教育的衔接。

2. 校企合作,"订单式"培养　企业与学校的紧密结合有利于提高学生的职业技术能力和毕业生的整体就业率。学校开展职业教育的同时,还需争取与宾馆、酒店、饭店等企业签订协议,联合开展孤独症学生餐饮服务、客房服务、中西厨艺等职业培训,具体由宾馆等企业安排专业人员对孤独症学生进行职业培训,提供场地为学生实操训练和就业实习服务,并优先安排取得职业资格的学生就业。同样也可与广告公司、包装工厂、麦当劳、肯德基等企业达成联合开展学生劳动实习、就业安置等合作意向,以扩大学生实习、就业安置的机会,为孤独症学生就业提供保障。

(三) 整合社会资源,争取全社会对孤独症职业教育的支持

1. 通力协作,共同培养　教育、残联、当地高级职业技术学院等高校充分发挥各自优势,形成合力,在残疾人职业教育、就业安置等方面进行广泛、深入的合作。比如由残联提供专业教材及相关经费,由高校提供专业教师,由学校提供辅教老师、场地、设备,依照职业技能认证标准举办孤独症等残疾人的就业培训。

2. 互通信息促进就业　教育、劳动、残联、民政等部门通力协作建立毕业生信息互通机制,通过组织毕业生参加由残联、民政、劳动就业等部门举办的残疾人专场招聘会以及直接向企业推荐等方式就业,以提高就业率。

3. 构建立体式教育培训格局　根据职业教育的实际需要和专业要求,构建校内、校外相结合的残疾人劳动就业培训基地、日间训练中心、职业培训实操专用教室等等,进一步提高职业

教育基地的使用效率，提高孤独症等残疾学生职业技能水平，不断满足孤独症学生职业教育的专业需求，实现校内培训基地的集约式发展。构建校外劳动实践和就业基地有效结合的立体式职业教育培训格局，对于孤独症学生和其他障碍人士接受日益丰富的职业教育和培训具有十分重要的作用。

（邓永兴）

主要参考文献

第一编

【第一章】

1. Wiener J M. Textbook of child & adolescent psychiatry 2nded. Washington, DC：American Psychiatric Press. 1997

2. Kaplan HL, Sadock BJ. Comprehensive textbook of psychiatry. 6th ed. Baltimore：Williams & Wilkins，1995

3. American Psychiatric Association. Diagnostic and statistic manual of mental disorder. 3rd ed. . Washington, DC：APA. 1980

4. World Health Organization. The ICD – 10 classification of mental and behavioural disorders. Geneva：WHO. 1992：252 – 259

5. 中华医学会精神科分会，编．中国精神障碍分类与诊断标准（第三版）．济南：山东科学技术出版社，2001

6. Fombonne E：The epidemiology of autism：a review. Psychol Med，1999；29：769 – 786

7. 罗维武，林力，陈榕，等．福建省儿童孤独症流行病学调查．上海精神医学，2000；12：3 – 5

8. American Centers for Disease Control and Prevention（CDC）：Prevalence of autism spectrum disorders – Autism and Developmental Disabilities Monitoring Network, United States, 2006. MMWR Surveill Summ. 2009，58（10）：1 – 20.

9. Asa Ellefsen, Hanna Kampmann, Eva Billstedt, et al：Autism in the Faroe Islands. An Epidemiological Study. J Autism Dev Disord . 2007，37：437 – 444.

10. 刘靖，杨晓玲，贾美香，等.2004年北京市2~6岁儿童广泛性发育障碍的现况调查.中国心理卫生杂志，2007，21（5）：290-293.

11. 舒明跃，贾少微，张繁新，等．儿童孤独症的临床及脑影像学研究．中国心理卫生杂志，2001；15：39-41

12. Kleinman J, Marciano PL, Auh RL. Advaned theory of mind in high—functioning adults with autism. Autism develomental Disorders, 2001, 31（1）：29-36.

【第二章】

1. Mandell DS, Novak M, Zubritsky C. Factors associated with age of diagnosis among children with autism spectrum disorders. Pediatrics 2005；116：1480-1486.

2. Wiggins LD, Baio J, Rice C. Examination of the time between first evaluation and first autism spectrum diagnosis in a population-based sample. Developmental and Behavioral Pediatrics 2006；27：S79-S87.

3. Johnson CP, Scott MM. Identification and evaluation of children with autism spectrum disorders. Pediatrics 2007；120：1183-1215.

4. Wetherby AM, Prizant BM. Communication and symbolic behavior scales developmental profile infant toddler checklist. Baltimore, MD：Paul H. Brookes, 2002

5. 李雪荣，李思特．婴幼儿期孤独症临床表现和诊断．中国儿童保健杂志，20019（3）：183-185.

【第三章】

1. 李雪荣，陈劲梅主编．孤独症诊疗学．长沙：中南大学出版社，2004

2. APA．Diagnostic and Statistical Manual of Mental Disorders, 4th edition. Washington, DC：American Psychiatric Association, 1994.

【第四章】

1. Hughes JR. Update on autism：a review of 1300 reports published in

2008. Epilepsy Behav, 2009; 16 (4): 569 - 589.

2. Aman MG, Farmer CA, Hollway J, et al. Treatment of inattention, overactivity, and impulsiveness in autism spectrum disorders. Child Adolesc Psychiatr Clin N Am, 2008; 17 (4): 713 - 738.

3. Peter SJ, Jan B, Gahan JP, et al. Management of psychiatric disorders in children and adolescents with atypical antipsychotics. Eur Child Adolesc Psychiatry, 2007; 16 (2): 104 - 120.

4. Buitelaar JK, Willemsen - Swinkels SHN. Autism Current Theories Regarding its Pathogenesis and Implications for Rational Pharmacotherapy. Paediatr Drugs, 2000; 2 (1): 67 - 81.

5. David JP, Kimberly AS, Craig AE, et al. Antipsychotics in the treatment of autism. J Clin Invest, 2008; 118 (1): 6 - 14.

6. Lis W, Julee W, Susan B. Pharmacologic Treatment for the Core Deficits and Associated Symptoms of Autism in Children. J Pediatr Health Care, 2009; 23 (2): 75 - 89.

7. Stigler KA, McDougle CJ. Pharmacotherapy of irritability in pervasive developmental disorders. Child Adolesc Psychiatr Clin N Am, 2008; 17 (4): 739 - 752.

8. Chavez B, Chavez - Brown M, Sopko MA, et al. Atypical antipsychotics in children with pervasive developmental disorders. Paediatr Drugs, 2007; 9 (4): 249 - 266.

9. Richard PM, Silvia SG, Mary AD, et al. Advances in Drug Treatments for Children and Adolescents with Autism and Other Pervasive Developmental Disorders. CNS Drugs, 2005; 19 (11): 923 - 934.

10. Malone RP, Waheed A. The role of antipsychotics in the management of behavioural symptoms in children and adolescents with autism. Drugs, 2009; 69 (5): 535 - 548.

11. Broadstock M, Doughty C, Eggleston M. Systematic review of the effec-

tiveness of pharmacological treatments for adolescents and adults with autism spectrum disorder. Autism, 2007; 11 (4): 335-348.

12. Jyonouchi H. Food allergy and autism spectrum disorders: is there a link? Curr Allergy Asthma Rep, 2009; 9 (3): 194-201.

13. Blaylock RL, Strunecka A. Immune-glutamatergic dysfunction as a central mechanism of the autism spectrum disorders. Curr Med Chem, 2009; 16 (2): 157-170.

14. Reichelt KL, Knivsberg AM. The possibility and probability of a gut-to-brain connection in autism. Ann Clin Psychiatry, 2009; 21 (4): 205-211.

15. Elder JH. The gluten-free, casein-free diet in autism: an overview with clinical implications. Nutr Clin Pract, 2008; 23 (6): 583-588.

16. Srinivasan P. A review of dietary interventions in autism. Ann Clin Psychiatry, 2009; 21 (4): 237-247.

17. Angley M, Semple S, Hewton C, et al. Children and autism-Part 2-management with complementary medicines and dietary interventions. Aust Fam Physician, 2007; 36 (10): 827-830.

第二编

【第一章】

1. Stanley l. Greenspan, Robin Simons. teshuer, 著. 刘琼英译. 特殊儿教育宝典. 台北: 久周出版文化事业有限公司, 2007

2. 黄伟合. 儿童自闭症及其他发展障碍行为干预. 上海: 华东师范大学出版社, 2003

3. Steven E. Gutstein& Rachelle K. Sheely, 著. 林嘉伦译. 儿童人际发展活动手册. 台北: 久周出版文化事业有限公司, 2005

4. Linda A. Hodgdon, 著. 陈贤采, 龚万菁译. 自闭症行为问题的解决方案. 台北: 台北心理出版社, 2006

5. 陶国泰, 贾美香. 让孤独症儿童走出孤独. 北京: 中国妇女出版社, 2005

6. 香港协康会. 自闭症儿童训练指南. 香港：香港协康会，1997

7. 林素贞. 个别化教育计划之实施. 台中：台中五南图书出版股份有限公司，2007

8. 辽宁师范大学与北京精神卫生研究所. 孤独症及相关发育障碍教育评估手册. 辽宁师范大学内部资料，2003

【第二章】

1. 王梅，张俊芝. 孤独症儿童的教育与康复训练. 北京：华夏出版社，2007

2. 甄岳来. 孤独症儿童社会性教育指南. 北京：中国妇女出版社，2008

3. 黄金源，赖碧美，谢宛陵. 自闭症儿童的治疗与教育. 台北：台北心理出版社，2008.

4. 黄严丽慈. 冲破障碍（努力试）训练课程. 香港：突破出版社，2000.

【第三章】

1. 赵悌尊. 社区康复学. 北京：华夏出版社，2008

2. 张金明. 儿童残疾的预防、早期发现和早期干预. 北京：华夏出版社，2010

3. Hugh Morgan：Adults with Autism：a guide to theory and practise. Cambridge University Press，1996

4. Carbone PS, Farley M, Davis T. Primary care for children with autism. Am Fam Physician. 2010；81（4）：453-460.

5. Montes G, Halterman JS, Magyar CI. Access to and satisfaction with school and community health services for US children with ASD. Pediatrics. 2009；124 Suppl 4：S407-413.

6. Warren Z, Stone W, Humberd Q. A training model for the diagnosis of autism in community pediatric practice. J Dev Behav Pediatr. 2009；30（5）：442-446.

第三编

1. 谢明．孤独症儿童的教育康复．天津教育出版社，2007
2. 王梅．智力障碍和孤独症儿童的学与教．华艺出版社，2003
3. 刘全礼．个别教育计划的理论与实践．中国妇女出版社，1999
4. 赵树铎．特殊教育课程与教学法．华夏出版社，1994
5. 何金娣．中度弱智儿童生存教育的课程与教学．上海远东出版，2003
6. 廖哲生．课程新论．教育科学出版社．2003
7. 张正芬．孤独症儿童的行为辅导——功能性评量的应用．台湾：特殊教育季刊，1997年第65期
8. 陶国泰，贾美香．让孤独症儿童走出孤独．中国妇女出版社，2008
9. 华国栋．随班就读教学．华夏出版社，2000
10. 叶立群，朴永馨．特殊教育学，华夏出版社，1995
11. 甄岳来．孤独症儿童社会性教育指南．中国妇女出版社，2008
12. 韩瑞连，韩芳．生涯教育与职业教育及真相关概念内涵剖析．中国职业技术教育，2009年第3期
13. 朱永新，许庆豫．当代日本中学生与教育．苏州大学出版社，1999
14. 沈之菲．生涯心理辅导．上海教育出版社，2000

附录：
儿童孤独症诊疗康复指南

卫办医政发 [2010] 123 号　　2010 年 7 月 23 日

儿童孤独症（childhood autism）作为一种儿童精神疾病严重影响患儿的社会功能，给患儿家庭和社会带来沉重负担。2006 年第二次全国残疾人抽样调查残疾标准中将儿童孤独症纳入精神残疾范畴。为及时发现、规范诊断儿童孤独症，为其治疗和康复赢得时间，卫生部委托中华医学会制定了《儿童孤独症诊疗康复指南》，并在全国征求了部分医学专家的意见，以使医务人员掌握科学、规范的诊断方法和康复治疗原则，并能指导相关康复机构、学校和家庭对患儿进行正确干预，改善患儿预后，促进患儿康复。

一、概述

（一）概念

儿童孤独症也称儿童自闭症，是一类起病于 3 岁前，以社会交往障碍、沟通障碍和局限性、刻板性、重复性行为为主要特征的心理发育障碍，是广泛性发育障碍中最有代表性的疾病。

广泛性发育障碍包括儿童孤独症、Asperge 氏综合征、Rett 氏综合征、童年瓦解性障碍、非典型孤独症以及其他未特定性的广泛性发育障碍。目前，国际上有将儿童孤独症、Asperge 氏综合征和非典型孤独症统称为孤独谱系障碍的趋向，其诊疗和康复原则基本相同。

(二) 流行病学

儿童孤独症是一种日益常见的心理发育障碍性疾病。第二次全国残疾人抽样调查结果显示,我国0-6岁精神残疾(含多重)儿童占0-6岁儿童总数的1.1‰,约为11.1万人,其中孤独症导致的精神残疾儿童占到36.9%,约为4.1万人。儿童孤独症以男孩多见,其患病率与种族、地域、文化和社会经济发展水平无关。

(三) 病因

儿童孤独症是由多种因素导致的、具有生物学基础的心理发育性障碍,是带有遗传易感性的个体在特定环境因素作用下发生的疾病。遗传因素是儿童孤独症的主要病因。环境因素,特别是在胎儿大脑发育关键期接触的环境因素也会导致发病可能性增加。

二、临床表现

(一) 起病年龄

儿童孤独症起病于3岁前,其中约2/3的患儿出生后逐渐起病,约1/3的患儿经历了1~2年正常发育后退行性起病。

(二) 临床表现

儿童孤独症症状复杂,但主要表现为以下3个核心症状。

1. 社会交往障碍:儿童孤独症患儿在社会交往方面存在质的缺陷,他们不同程度地缺乏与人交往的兴趣,也缺乏正常的交往方式和技巧。具体表现随年龄和疾病严重程度的不同而有所不同,以与同龄儿童的交往障碍最为突出。

(1) 婴儿期:患儿回避目光接触,对他人的呼唤及逗弄缺少兴趣和反应,没有期待被抱起的姿势或抱起时身体僵硬、不愿与人贴近，缺少社交性微笑，不观察和模仿他人的简单动作。

（2）幼儿期：患儿仍然回避目光接触，呼之常常不理，对主要抚养者常不产生依恋，对陌生人缺少应有的恐惧，缺乏与同龄儿童交往和玩耍的兴趣，交往方式和技巧也存在问题。患儿不会通过目光和声音引起他人对其所指事物的注意，不会与他人分享快乐，不会寻求安慰，不会对他人的身体不适或不愉快表示安慰和关心，常常不会玩想象性和角色扮演性游戏。

（3）学龄期：随着年龄增长和病情的改善，患儿对父母、同胞可能变得友好而有感情，但仍然不同程度地缺乏与他人主动交往的兴趣和行为。虽然部分患儿愿意与人交往，但交往方式和技巧依然存在问题。他们常常自娱自乐，独来独往，我行我素，不理解也很难学会和遵循一般的社会规则。

（4）成年期：患者仍然缺乏社会交往的兴趣和技能，虽然部分患者渴望结交朋友，对异性也可能产生兴趣，但是因为对社交情景缺乏应有的理解，对他人的兴趣、情感等缺乏适当的反应，难以理解幽默和隐喻等，较难建立友谊、恋爱和婚姻关系。

2. 交流障碍：儿童孤独症患儿在言语交流和非言语交流方面均存在障碍。其中以言语交流障碍最为突出，通常是患儿就诊的最主要原因。

（1）言语交流障碍：

1）言语发育迟缓或缺如：患儿说话常常较晚，会说话后言语进步也很慢。起病较晚的患儿可有相对正常的言语发育阶段，但起病后言语逐渐减少甚至完全消失。部分患儿终生无言语。

2）言语理解能力受损：患儿言语理解能力不同程度受损，病情轻者也多无法理解幽默、成语、隐喻等。

3）言语形式及内容异常：对于有言语的患儿，其言语形式和内容常存在明显异常。患儿常存在即刻模仿言语，即重复说他人方才说过的话；延迟模仿言语，即重复说既往听到的言语或广告语；刻板重复言语，即反复重复一些词句、述说一件事情或询问一个问题。患儿可能用特殊、固定的言语形式与他人交流，并存在答非所问、语句缺乏联系、语法结构错误、人称代词分辨不清等表现。

4）语调、语速、节律、重音等异常：患儿语调常比较平淡，缺少抑扬顿挫，不能运用语调、语气的变化来辅助交流，常存在语速和节律的问题。

5）言语运用能力受损：患儿言语组织和运用能力明显受损。患儿主动言语少，多不会用已经学到的言语表达愿望或描述事件，不会主动提出话题、维持话题，或仅靠其感兴趣的刻板言语进行交流，反复诉说同一件事或纠缠于同一话题。部分患儿会用特定的自创短语来表达固定的含义。

（2）非言语交流障碍：儿童孤独症患儿常拉着别人的手伸向他想要的物品，但是其他用于沟通和交流的表情、动作及姿势却很少。他们多不会用点头、摇头以及手势、动作表达想法，与人交往时表情常缺少变化。

3. 兴趣狭窄和刻板重复的行为方式：儿童孤独症患儿倾向于使用僵化刻板、墨守成规的方式应付日常生活。具体表现如下：

（1）兴趣范围狭窄：患儿兴趣较少，感兴趣的事物常与众不同。患儿通常对玩具、动画片等正常儿童感兴趣的事物不感兴趣，却迷恋于看电视广告、天气预报、旋转物品、排列物品或听某段音乐、某种单调重复的声音等。部分患儿可专注于文字、数字、日期、时间表的推算、地图、绘画、乐器演奏等，并可表现出独特的能力。

（2）行为方式刻板重复：患儿常坚持用同一种方式做事，拒绝日常生活规律或环境的变化。如果日常生活规律或环境发生改变，患儿会烦躁不安。患儿会反复用同一种方式玩玩具，反复画一幅画或写几个字，坚持走一条固定路线，坚持把物品放在固定位置，拒绝换其他衣服或只吃少数几种食物等。

（3）对非生命物体的特殊依恋：患儿对人或动物通常缺乏兴趣，但对一些非生命物品可能产生强烈依恋，如瓶、盒、绳等都有可能让患儿爱不释手，随时携带。如果被拿走，则会烦躁哭闹、焦虑不安。

（4）刻板重复的怪异行为：患儿常会出现刻板重复、怪异的动作，如重复蹦跳、拍手、将手放在眼前扑动和凝视、用脚尖走路等。还可能对物体的一些非主要、无功能特性（气味、质感）产生特殊兴趣和行为，如反复闻物品或摸光滑的表面等。

4. 其他表现：除以上核心症状外，儿童孤独症患儿还常存在自笑、情绪不稳定、冲动攻击、自伤等行为。认知发展多不平衡，音乐、机械记忆（尤其文字记忆）、计算能力相对较好甚至超常。多数患儿在 8 岁前存在睡眠障碍，约 75% 的患儿伴有精神发育迟滞，64% 的患儿存在注意障碍，36%~48% 的患儿存在过度活动，6.5%~8.1% 的患儿伴有抽动秽语综合征，4%~42% 的患儿伴有癫痫，2.9% 的患儿伴有脑瘫，4.6% 的患儿存在感觉系统的损害，17.3% 的患儿存在巨头症。以上症状和伴随疾病使患儿病情复杂，增加了确诊的难度，并需要更多的治疗和干预。

三、诊断及鉴别诊断

（一）诊断

儿童孤独症主要通过询问病史、精神检查、体格检查、心理评估和其他辅助检查，并依据诊断标准作出诊断。

1. 询问病史：首先要详细了解患儿的生长发育过程，包括运动、言语、认知能力等的发育。然后针对发育落后的领域和让家长感到异常的行为进行询问，注意异常行为出现的年龄、持续时间、频率及对日常生活的影响程度。同时，也要收集孕产史、家族史、既往疾病史和就诊史等资料。问诊要点如下：

（1）目前孩子最主要的问题是什么？何时开始的？

（2）言语发育史：何时对叫他/她名字有反应？何时开始呀呀学语，如发单音"dada, mama"？何时能听懂简单的指令？何时能讲词组？何时能讲句子？有无言语功能的倒退？有无语音语调上的异常？

（3）言语交流能力：是否会回答他人提出的问题？是否会与他人主动交流？交流是否存在困难？有无自言自语、重复模仿性言语？有无叽叽咕咕等无意义的发音？

（4）非言语交流能力：是否会用手势、姿势表达自己的需要？何时会用手指指物品、图片？是否有用非言语交流替代言语交流的倾向？面部表情是否与同龄儿童一样丰富？

（5）社会交往能力：何时能区分亲人和陌生人？何时开始怕生？对主要抚养人是否产生依恋？何时会用手指点东西以引起他人关注？是否对呼唤有反应？是否回避与人目光对视？会不会玩过家家等想象性游戏？能不能与别的小朋友一起玩及如何与小朋友玩？会不会安慰别人或主动寻求别人的帮助？

（6）认知能力：有无认知能力的倒退？有无超常的能力？生活自理能力如何？有无生活自理能力的倒退？

（7）兴趣行为：游戏能力如何？是否与年龄相当？是否有特殊的兴趣或怪癖？是否有活动过多或过少？有无重复怪异的手动作或身体动作？有无反复旋转物体？有无对某种物品的特殊依恋？

（8）运动能力：何时能抬头、独坐、爬、走路？运动协调性如何？有无运动技能的退化或共济失调？

（9）家族史：父母或其他亲属中有无性格怪僻、冷淡、刻板、敏感、焦虑、固执、缺乏言语交流、社会交往障碍或言语发育障碍者？有无精神疾病史？

（10）其他：家庭养育环境如何？是否有过重大心理创伤或惊吓？是否上学或幼儿园？在校适应情况？是否有过严重躯体疾病？是否有因躯体疾病导致营养不良、住院或与亲人分离的经历？有无癫痫发作？有无使用特殊药物？是否偏食？睡眠如何？

2. 精神检查：主要采用观察法，有言语能力的患儿应结合交谈。检查要点如下：

（1）患儿对陌生环境、陌生人和父母离开时是什么反应？

（2）患儿的言语理解及表达的发育水平是否与年龄相当？有无刻板重复言语、即时或延迟模仿性言语以及自我刺激式言语？是否能围绕一个话题进行交谈以及遵从指令情况？

（3）患儿是否回避与人目光对视？是否会利用手势动作、点摇头或其他动作、姿势及面部表情进行交流？

（4）患儿是否有同理心？如父母或检查者假装受伤痛苦时患儿是否有反应？是什么反应？

(5) 患儿是否对玩具及周围物品感兴趣？玩具使用的方式以及游戏能力如何？

(6) 患儿是否有刻板动作、强迫性仪式性行为以及自伤行为？

(7) 患儿智能发育的水平是否与年龄相当？是否有相对较好或特殊的能力？

3. 体格检查：主要是躯体发育情况，如头围、面部特征、身高、体重、有无先天畸形、视听觉有无障碍、神经系统是否有阳性体征等。

4. 心理评估：

(1) 常用筛查量表：

1) 孤独症行为量表（ABC）：共57个项目，每个项目4级评分，总分≥31分提示存在可疑孤独症样症状，总分≥67分提示存在孤独症样症状，适用于8个月~28岁的人群。

2) 克氏孤独症行为量表（CABS）：共14个项目，每个项目采用2级或3级评分。2级评分总分≥7分或3级评分总分≥14分，提示存在可疑孤独症问题。该量表针对2~15岁的人群，适用于儿保门诊、幼儿园、学校等对儿童进行快速筛查。

当上述筛查量表结果异常时，应及时将儿童转介到专业机构进一步确诊。

(2) 常用诊断量表：儿童孤独症评定量表（CARS）是常用的诊断工具。该量表共15个项目，每个项目4级评分。总分<30分为非孤独症，总分30~36分为轻至中度孤独症，总分≥36分为重度孤独症。该量表适用于2岁以上的人群。

此外，孤独症诊断观察量表（ADOS - G）和孤独症诊断访谈量表修订版（ADI - R）是目前国外广泛使用的诊断量表，我国尚未正式引进和修订。

在使用筛查量表时,要充分考虑到可能出现的假阳性或假阴性结果。诊断量表的评定结果也仅作为儿童孤独症诊断的参考依据,不能替代临床医师综合病史、精神检查并依据诊断标准作出的诊断。

(3) 发育评估及智力测验量表:可用于发育评估的量表有丹佛发育筛查测验(DDST)、盖泽尔发展诊断量表(GDDS)、波特奇早期发育核查表和心理教育量表(PEP)。常用的智力测验量表有韦氏儿童智力量表(WISC)、韦氏学前儿童智力量表(WPPSI)、斯坦福-比内智力量表、Peabody图片词汇测验、瑞文渐进模型测验(RPM)等。

5. 辅助检查:可根据临床表现有针对性地选择实验室检查,包括电生理检查(如脑电图、诱发电位)、影像学检查(如头颅CT或磁共振)、遗传学检查(如染色体核型分析、脆性x染色体检查)、代谢病筛查等。

(二) 诊断标准

参照 ICD-10 中儿童孤独症的诊断标准。

1. 3 岁以前就出现发育异常或损害,至少表现在下列领域之一:

(1) 人际沟通时所需的感受性或表达性语言;

(2) 选择性社会依恋或社会交往能力的发展;

(3) 功能性或象征性游戏。

2. 具有以下 (1)、(2)、(3) 项下至少六种症状,且其中(1) 项下至少两种,(2)、(3) 两项下各至少一种:

(1) 在下列至少两个方面表现出社会交往能力实质性异常:

1) 不能恰当地应用眼对眼注视、面部表情、姿势和手势来调节社会交往；

2）（尽管有充分的机会）不能发展与其智龄相适应的同伴关系，用来共同分享兴趣、活动与情感；

3）缺乏社会性情感的相互交流，表现为对他人情绪的反应偏颇或有缺损；或不能依据社交场合调整自身行为；或社交、情感与交往行为的整合能力弱；

4）不能自发地寻求与他人分享欢乐、兴趣或成就（如不向旁人显示、表达或指出自己感兴趣的事物）。

（2）交流能力有实质性异常，表现在下列至少一个方面：

1）口语发育延迟或缺如，不伴有以手势或模仿等替代形式补偿沟通的企图（此前常没有呀呀学语的沟通）；

2）在对方对交谈具有应答性反应的情况下，相对地不能主动与人交谈或使交谈持续下去（在任何语言技能水平上都可以发生）；

3）刻板和重复地使用语言，或别出心裁地使用某些词句；

4）缺乏各种自发的假扮性游戏，或（幼年时）不能进行社会模仿性游戏。

（3）局限、重复、刻板的兴趣、活动和行为模式，表现在下列至少一个方面：

1）专注于一种或多种刻板、局限的兴趣之中，感兴趣的内容异常或患儿对它异常地关注；或者尽管内容或患儿关注的形式无异常，但其关注的强度和局限性仍然异常；

2）强迫性地明显固着于特殊而无用的常规或仪式；

3）刻板与重复的怪异动作，如拍打、揉搓手或手指，或涉及全身的复杂运动；

4）迷恋物体的一部分或玩具的没有功能的性质（如气味、

质感或所发出的噪音或振动)。

3. 临床表现不能归因于以下情况：其他类型的广泛性发育障碍；特定性感受性语言发育障碍及继发的社会情感问题；反应性依恋障碍或脱抑制性依恋障碍；伴发情绪/行为障碍的精神发育迟滞；儿童少年精神分裂症和 Rett 综合征。

(三) 鉴别诊断

儿童孤独症需要与广泛性发育障碍的其他亚型以及其他儿童常见精神、神经疾病进行鉴别。

1. Asperger 氏综合征：Asperger 氏综合征以社会交往障碍和兴趣、活动局限、刻板和重复为主要临床表现，言语和智能发育正常或基本正常。和儿童孤独症患儿相比，Asperger 氏综合征患儿突出表现为社交技能的缺乏，言语交流常常围绕其感兴趣的话题并过度书面化，对某些学科或知识可能有强烈兴趣，动作笨拙，运动技能发育落后。

2. 非典型孤独症：发病年龄超过 3 岁或不同时具备临床表现中的 3 个核心症状，只具备其中 2 个核心症状时诊断为非典型孤独症。非典型孤独症可见于极重度智能低下的患儿、智商正常或接近正常的患儿，也可见于儿童孤独症患儿到学龄期时部分症状改善或消失，不再完全符合儿童孤独症诊断者。

3. Rett 氏综合征：Rett 氏综合征几乎仅见于女孩，患儿早期发育正常，大约 6~24 个月时起病，表现出言语、智能、交往能力等的全面显著倒退和手运动功能丧失等神经系统症状。以下几点对鉴别诊断具有重要作用：①患儿无主动性交往，对他人呼唤等无反应，但可保持"社交性微笑"，即微笑地注视或凝视他人；②手部刻板动作，这是该障碍的特征性表现，可表现为"洗手"、"搓手"等刻板动作；③随着病情发展，患儿手部抓握功能逐渐丧失；④过度换气；⑤躯干共济运动失调。

4. 童年瓦解性障碍：又称 Heller 综合征、婴儿痴呆。患儿2岁以前发育完全正常，起病后已有技能迅速丧失，并出现和儿童孤独症相似的交往、交流障碍及刻板、重复的动作行为。该障碍与正常发育一段时期后才起病的儿童孤独症较难鉴别。主要鉴别点在于 Heller 综合征患儿起病后所有已有的技能全面倒退和丧失，难以恢复。

5. 言语和语言发育障碍：该障碍主要表现为言语理解或表达能力显著低于应有水平。患儿非言语交流无明显障碍，社会交往良好，无兴趣狭窄和刻板重复的行为方式。

6. 精神发育迟滞：精神发育迟滞患儿的主要表现是智力低下和社会适应能力差，但仍然保留与其智能相当的交流能力，没有孤独症特征性的社会交往和言语交流损害，同时兴趣狭窄和刻板、重复行为也不如孤独症患儿突出。

7. 儿童少年精神分裂症：儿童少年精神分裂症多起病于少年期，极少数起病于学龄前期，无3岁前起病的报道，这与儿童孤独症通常起病于婴幼儿期不同。该症部分临床表现与儿童孤独症类似，如孤僻离群、自语自笑、情感淡漠等，还存在幻觉、病理性幻想或妄想等精神病性症状。该症患儿可能言语减少，甚至缄默，但言语功能未受到实质性损害，随着疾病缓解，言语功能可逐渐恢复。儿童少年精神分裂症药物治疗疗效明显优于儿童孤独症，部分患儿经过药物治疗后可以达到完全康复的水平。

8. 注意缺陷多动障碍：注意缺陷多动障碍的主要临床特征是活动过度、注意缺陷和冲动行为，但智能正常。孤独症患儿，特别是智力正常的孤独症患儿也常有注意力不集中、活动多等行为表现，容易与注意缺陷多动障碍的患儿混淆。鉴别要点在于注意缺陷多动障碍患儿没有社会交往能力质的损害、刻板行为以及兴趣狭窄。

9. 其他：需要与儿童孤独症鉴别的疾病还有严重的学习障碍、选择性缄默症和强迫症等。

四、干预治疗

儿童孤独症的治疗以教育干预为主，药物治疗为辅。因儿童孤独症患儿存在多方面的发育障碍及情绪行为异常，应当根据患儿的具体情况，采用教育干预、行为矫正、药物治疗等相结合的综合干预措施。

（一）教育干预

教育干预的目的在于改善核心症状，同时促进智力发展，培养生活自理和独立生活能力，减轻残疾程度，改善生活质量，力争使部分患儿在成年后具有独立学习、工作和生活的能力。

1. 干预原则：

（1）早期长程：应当早期诊断、早期干预、长期治疗，强调每日干预。对于可疑的患儿也应当及时进行教育干预。

（2）科学系统：应当使用明确有效的方法对患儿进行系统的教育干预，既包括针对孤独症核心症状的干预训练，也包括促进患儿身体发育、防治疾病、减少滋扰行为、提高智能、促进生活自理能力和社会适应能力等方面的训练。

（3）个体训练：针对儿童孤独症患儿在症状、智力、行为等方面的问题，在评估的基础上开展有计划的个体训练。对于重度儿童孤独症患儿，早期训练时的师生比例应当为1∶1。小组训练时也应当根据患儿发育水平和行为特征进行分组。

(4) 家庭参与：应当给予患儿家庭全方位的支持和教育，提高家庭参与程度，帮助家庭评估教育干预的适当性和可行性，并指导家庭选择科学的训练方法。家庭经济状况、父母心态、环境和社会支持均会影响患儿的预后。父母要接受事实，妥善处理患儿教育干预与生活、工作的关系。

2. 干预方法：

(1) 行为分析疗法（ABA）：原理与目的：ABA采用行为主义原理，以正性强化、负性强化、区分强化、消退、分化训练、泛化训练、惩罚等技术为主，矫正孤独症患儿的各类异常行为，同时促进患儿各项能力的发展。

经典ABA的核心是行为回合训练法（DTT），其特点是具体和实用，主要步骤包括训练者发出指令、患儿反应、训练者对反应作出应答和停顿，目前仍在使用。现代ABA在经典ABA的基础上融合其他技术，更强调情感与人际发展，根据不同的目标采取不同的步骤和方法。

用于促进儿童孤独症患儿能力发展、帮助患儿学习新技能时主要采取以下步骤：①对患儿行为和能力进行评估，对目标行为进行分析。②分解任务并逐步强化训练，在一定的时间内只进行某项分解任务的训练。③患儿每完成一个分解任务都必须给予奖励（正性强化），奖励物主要是食品、玩具和口头、身体姿势的表扬，奖励随着患儿的进步逐渐隐退。④运用提示和渐隐技术，根据患儿的能力给予不同程度的提示或帮助，随着患儿对所学内容的熟练再逐渐减少提示和帮助。⑤两个任务训练间需要短暂的休息。

(2) 孤独症以及相关障碍患儿治疗教育课程（TEACCH）：

1) 原理与目的：儿童孤独症患儿虽然存在广泛的发育障

碍，但在视觉方面存在一定优势。应当充分利用患儿的视觉优势安排教育环境和训练程序，增进患儿对环境、教育和训练内容的理解、服从，以全面改善患儿在语言、交流、感知觉及运动等方面存在的缺陷。

2）步骤：①根据不同训练内容安排训练场地，要强调视觉提示，即训练场所的特别布置，玩具及其他物品的特别摆放。②建立训练程序表，注重训练的程序化。③确定训练内容，包括儿童模仿、粗细运动、知觉、认知、手眼协调、语言理解和表达、生活自理、社交以及情绪情感等。④在教学方法上要求充分运用语言、身体姿势、提示、标签、图表、文字等各种方法增进患儿对训练内容的理解和掌握。同时运用行为强化原理和其他行为矫正技术帮助患儿克服异常行为，增加良好行为。该课程适合在医院、康复训练机构开展，也适合在家庭中进行。

（3）人际关系发展干预（RDI）：RDI是人际关系训练的代表。其他方法还有地板时光、图片交换交流系统、共同注意训练等。

1）原理：目前认为共同注意缺陷和心理理论缺陷是儿童孤独症的核心缺陷。共同注意缺陷是指患儿自婴儿时期开始不能如正常婴儿一样形成与养育者同时注意某事物的能力。心理理论缺陷主要指患儿缺乏对他人心理的推测能力，表现为缺乏目光接触、不能形成共同注意、不能分辨别人的面部表情等，因此患儿无社会参照能力，不能和他人分享感觉和经验，无法与亲人建立感情和友谊。RDI通过人际关系训练，改善患儿的共同注意能力，加深患儿对他人心理的理解，提高患儿的人际交往能力。

2）步骤：①评估确定患儿人际关系发展水平。②根据评估结果，依照正常儿童人际关系发展的规律和次序，依次逐渐开展目光注视－社会参照－互动－协调－情感经验分享－享受友情等能力训练。③开展循序渐进的、多样化的训练游戏活动项目。活动多由父母或训练老师主导，内容包括各种互动游戏，例如目光对视、表情辨别、捉迷藏、"两人三腿"、抛接球等。要求训练者在训练中表情丰富夸张但不失真实，语调抑扬顿挫。

（4）其他干预方法：地板时光训练也将人际关系和社会交往作为训练的主要内容，与 RDI 不同的是，地板时光训练是以患儿的活动和兴趣决定训练的内容。训练中，训练者在配合患儿活动的同时，不断制造变化、惊喜和困难，引导患儿在自由愉快的时光中提高解决问题的能力和社会交往能力。训练活动分布在日常生活的各个时段。

应当充分考虑时间、经济等因素，慎重选择感觉统合治疗、听觉统合治疗等辅助治疗方法。

（二）药物治疗

目前尚缺乏针对儿童孤独症核心症状的药物，药物治疗为辅助性的对症治疗措施。

1. 基本原则：

（1）权衡发育原则：0~6岁患儿以康复训练为主，不推荐使用药物。若行为问题突出且其他干预措施无效时，可以在严格把握适应证或目标症状的前提下谨慎使用药物。6岁以上患儿可根据目标症状，或者合并症影响患儿生活或康复训练的程度适当选择药物。

（2）平衡药物副反应与疗效的原则：药物治疗对于儿童孤独症只是对症、暂时、辅助的措施，因此是否选择药物治疗应当在充分考量副作用的基础上慎重决定。

(3) 知情同意原则: 儿童孤独症患儿使用药物前必须向其监护人说明可能的效果和风险, 在充分知情并签署知情同意书的前提下使用药物。

(4) 单一、对症用药原则: 作为辅助措施, 仅当某些症状突出(如严重的刻板重复、攻击、自伤、破坏等行为, 严重的情绪问题, 严重的睡眠问题以及极端多动等)时, 才考虑使用药物治疗。应当根据药物的类别、适应证、安全性与疗效等因素选择药物, 尽可能单一用药。

(5) 逐渐增加剂量原则: 根据儿童孤独症患儿的年龄、体重、身体健康状况等个体差异决定起始剂量, 视临床效果和副反应情况逐日或逐周递增剂量, 直到控制目标症状。药物剂量不得超过药物说明书推荐的剂量。

2. 各类药物的主要副反应:

(1) 抗精神病药: 主要包括震颤、手抖、肌肉强直等锥体外系副反应, 以及体重增加、催乳素升高等神经内分泌副反应, 对部分患儿有镇静作用。偶见口干、恶心、呕吐等胃肠道反应。

(2) 抗抑郁药: 包括肠胃道不适、厌食、恶心、腹泻、头痛、焦虑、神经质、失眠、倦怠、流汗、颤抖、目眩或头重脚轻。肝肾功能不良者慎用或禁用。

(3) 多动、注意缺陷治疗药物: 包括上腹部不适、恶心、乏力、心慌及血压升高等。

3. 中医药治疗: 近年来有运用针灸、汤剂等中医方法治疗儿童孤独症的个案报告, 但治疗效果有待验证。

五、预后及其影响因素

儿童孤独症一般预后较差。近年来, 随着诊断能力、早期干预、康复训练质量的提高，儿童孤独症的预后正在逐步改善。部分儿童孤独症患儿的认知水平、社会适应能力和社交技巧可以达到正常水平。

儿童孤独症的预后受到多种因素的影响，包括：

（一）诊断和干预的时间

早期诊断并在发育可塑性最强的时期（一般为6岁以前）对患儿进行长期系统的干预，可最大程度改善患儿预后。对于轻度、智力正常或接近正常的儿童孤独症患儿，早期诊断和早期干预尤为重要。

（二）早期言语交流能力

早期言语交流能力与儿童孤独症预后密切相关，早期（5岁前）或在确诊为儿童孤独症之前已有较好言语功能者，预后一般较好。

（三）病情严重程度及智力水平

儿童孤独症患儿的预后受病情严重程度和智力水平影响很大。病情越重，智力越低，预后越差；反之，患儿病情越轻，智力越高，预后越好。

（四）有无伴发疾病

儿童孤独症患儿的预后还与伴发疾病相关。若患儿伴发脆性X染色体综合征、结节性硬化、精神发育迟滞、癫痫等疾病，预后较差。

充分了解影响患儿预后的因素，积极采取治疗措施，对改善患儿病情，促进患儿发展具有重要的意义。

图书在版编目(CIP)数据

孤独症诊疗康复与教育/舒明跃主编．－北京：华夏出版社，2010.11(2016年重印)
ISBN 978-7-5080-6095-8

Ⅰ.①孤… Ⅱ.①舒… Ⅲ.①孤独症－诊疗 ②孤独症－教育康复 Ⅳ.①R749.99

中国版本图书馆 CIP 数据核字(2010)第228640号

华夏出版社出版发行
(北京东直门外香河园北里4号 邮编:100028)
新 华 书 店 经 销
三河市少明印务有限公司印刷
三河市少明印务有限公司装订
880×1230 1/32开本 10.25印张 230千字 插页1
2010年11月北京第1版 2016年3月北京第3次印刷
定价:30.00元

本版图书凡印刷装订错误可及时向我社发行部调换